Konservative Orthopädie und Unfallchirurgie

Philipp Roth

Konservative Orthopädie und Unfallchirurgie

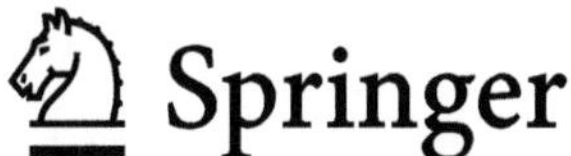

Philipp Roth
Kreuzwertheim, Deutschland

ISBN 978-3-662-72932-8   ISBN 978-3-662-72933-5 (eBook)
https://doi.org/10.1007/978-3-662-72933-5

Die Deutsche Nationalbibliothek verzeichnet diese Publikation in der DeutschenNationalbibliografie; detaillierte bibliografische Daten sind im Internet über https://portal.dnb.de abrufbar.

Springer ist ein Imprint der eingetragenen Gesellschaft Springer-Verlag GmbH, DE und ist ein Teil von Springer Nature.
Die Anschrift der Gesellschaft ist: Heidelberger Platz 3, 14197 Berlin, Germany

Wenn Sie dieses Produkt entsorgen, geben Sie das Papier bitte zum Recycling.

Vorwort und Einleitung

Die konservative Orthopädie und Unfallchirurgie ist ein zentrales Fundament der muskuloskeletalen Medizin. Trotz der rasanten Entwicklungen im Bereich der operativen Verfahren bleibt der konservative Ansatz oft der erste und nicht selten auch der entscheidende Schritt in der Behandlung von Erkrankungen und Verletzungen des Bewegungsapparates. Dieses Buch widmet sich der Aufgabe, die Prinzipien, Möglichkeiten und Grenzen der konservativen Therapie differenziert und praxisnah darzustellen.

Ziel dieses Werkes ist es, sowohl erfahrenen Fachärztinnen und Fachärzten als auch Berufseinsteigerinnen und -einsteigern eine strukturierte Orientierung zu geben. Es vermittelt das notwendige Wissen, um fundierte diagnostische Entscheidungen zu treffen und individuell angepasste konservative Therapiepläne zu entwickeln – sei es in der Praxis, der Klinik oder im interdisziplinären Kontext mit Physiotherapie, Schmerztherapie und Rehabilitation.

In einer Zeit zunehmender Spezialisierung und wirtschaftlicher Zwänge wollen wir bewusst ein Zeichen setzen für den hohen Wert der nichtoperativen Medizin. Die konservative Orthopädie und Unfallchirurgie ist keine „Therapie zweiter Klasse", sondern stellt in vielen Fällen die effektivste, patientenschonendste und nachhaltigste Behandlungsform dar.

Die konservative Orthopädie hat eine lange und vielschichtige Geschichte, die eng mit der allgemeinen Entwicklung der Medizin und Chirurgie verbunden ist. Bereits in den frühen Hochkulturen finden sich Hinweise auf manuelle Verfahren zur Behandlung von Gelenk- und Wirbelsäulenbeschwerden, etwa in altägyptischen, chinesischen oder griechischen Quellen. Schon Hippokrates (460–370 v. Chr.) beschrieb Techniken zur Reposition von Luxationen und Frakturen sowie Lagerungstechniken bei Wirbelsäulenleiden, die im Kern konservativen Prinzipien folgen.

Die eigentliche Geburtsstunde der Orthopädie als medizinische Fachrichtung wird oft auf das Jahr 1741 datiert, als Nicolas Andry de Bois-Regard in Paris sein Werk „*L'orthopédie*" veröffentlichte. Er prägte nicht nur den Begriff „Orthopädie", sondern stellte das Leitbild einer wachstums- und funktionsorientierten Korrektur von Körperfehlstellungen in den Vordergrund – ein Ansatz, der ursprünglich rein konservativ gedacht war. Das berühmte Symbol des gebogenen und gestützten Baumes aus Andrys Werk steht sinnbildlich für das konservative Prinzip: das Wachstum und die Heilung durch äußere Führung zu ermöglichen, nicht durch Zerschneidung.

Erst im 20. Jahrhundert, mit dem Aufkommen der modernen Unfallchirurgie und der zunehmenden Verfügbarkeit operativer Techniken (Endoprothetik, Arthroskopie, Wirbelsäulenchirurgie), verschob sich das Gleichgewicht zunehmend zugunsten operativer Verfahren. Dennoch blieb die konservative Orthopädie ein integraler Bestandteil der muskuloskeletalen Medizin – insbesondere in der Prävention, Frühtherapie, Schmerzbehandlung und funktionellen Rehabilitation.

Mit der Weiterentwicklung bildgebender Verfahren, der Schmerzmedizin, manualtherapeutischer Konzepte und der Physikalischen Therapie hat sich die konservative Orthopädie auch im 21. Jahrhundert neu positioniert: weniger technikzentriert, aber umso patientennäher. Sie versteht sich heute als multimodale, oft interdisziplinär ausgerichtete Behandlungsstrategie, die biomechanisches Verständnis, funktionelle Diagnostik und therapeutische Vielfalt vereint.

Die konservative Unfallchirurgie – also die nicht-operative Behandlung von Verletzungen – hat eine tief verwurzelte Geschichte, die bis in die Anfänge der Heilkunde zurückreicht. Lange bevor operative Techniken möglich oder sicher anwendbar waren, beruhte die Versorgung von Knochenbrüchen, Gelenkverletzungen und Weichteiltraumen ausschließlich auf konservativen Maßnahmen: Reposition, Immobilisation, Ruhigstellung und funktionelle Nachbehandlung.

Ein entscheidender Schritt in der Weiterentwicklung war die Etablierung der Unfallchirurgie als eigenständige Disziplin im 19. Jahrhundert, maßgeblich durch die zunehmende Industrialisierung und Urbanisierung, die neue Unfallmechanismen mit sich brachten. Gleichzeitig entwickelte sich die konservative Frakturbehandlung weiter – beispielsweise durch:

- die Einführung standardisierter Schienensysteme (z. B. nach Desault und Böhler),
- die Entwicklung der Extensionsbehandlung (z. B. Beinverlängerung nach Ilisarow) und
- die funktionelle Nachbehandlung zur Vermeidung von Immobilisationsfolgen.

Ein Meilenstein war die Arbeit von Lorenz Böhler (1885–1973), einem der bedeutendsten Wegbereiter der modernen Unfallchirurgie. In seinem Werk „*Technik der Knochenbruchbehandlung*" (1929) systematisierte er die Prinzipien der geschlossenen Reposition, der exakten Ruhigstellung und der funktionellen Nachsorge. Böhlers Prinzipien bildeten über Jahrzehnte hinweg die Grundlage der konservativen Frakturbehandlung im deutschsprachigen Raum und darüber hinaus.

Mit dem Aufkommen moderner Operationstechniken – insbesondere nach dem Zweiten Weltkrieg – erlebte die operative Unfallchirurgie einen enormen Aufschwung. Die Entwicklung von Osteosyntheseverfahren, wie Marknagelung (nach Küntscher), Plattenosteosynthese oder Fixateur externe, verdrängte konservative Verfahren jedoch nicht vollständig. Vielmehr ergab sich eine differenzierte Indikationsstellung: Während komplexe Frakturen zunehmend operativ versorgt wurden, blieben konservative Verfahren bei bestimmten Lokalisationen (z. B. Rippen-, Schlüsselbein-, kindliche Frakturen) weiterhin Mittel der Wahl.

Heute steht die konservative Unfallchirurgie erneut im Fokus – im Kontext einer ganzheitlichen, patientenzentrierten Medizin. Sie findet Anwendung bei stabilen Frakturen, in der Kindertraumatologie, bei geriatrischen Patienten oder in der Behandlung funktioneller Verletzungen ohne strukturellen Schaden. Auch in der Akutversorgung von Prellungen, Zerrungen, Bandverletzungen und Muskeltraumen sind konservative Maßnahmen – wie Ruhigstellung, funktionelle Therapie, physikalische Anwendungen und medikamentöse Schmerzbehandlung – zentral.

In der modernen traumatologischen Versorgung steht die konservative Unfallchirurgie nicht im Gegensatz zur operativen Therapie, sondern als gleichberechtigter Partner innerhalb eines integrativen Behandlungskonzepts. Ihr Ziel ist es, mit möglichst geringer Invasivität die natürliche Heilung zu fördern, Komplikationen zu vermeiden und die funktionelle Wiederherstellung zu gewährleisten.

Das vorliegende Buch stellt sich der Herausforderung, sich gegenüber der operativen Medizin in der Orthopädie und Unfallchirurgie zu positionieren. Das Buch ist für den Orthopäden und Unfallchirurgen gedacht, der durch seine praktische Tätigkeit in Klinik und Praxis feststellt, dass die überragende Zahl der Behandlungsfälle konservativ zu behandeln sind, aber kaum aktuelle Fachliteratur vorhanden ist.

Wichtig war und ist es, Sicherheit zu geben, wo auch die Grenzen der konservativen Behandlung sind.

Bewusst sind einige wichtige Themen nicht erörtert, wie z. B. die Begutachtung oder orthopädische MRT, da primär die konservative Therapie im Zentrum steht und die medizinische Fachliteratur zu anderen Themen ausreichend ist.

Kreuzwertheim, Deutschland   Philipp Roth

Inhaltsverzeichnis

Teil I Wichtige Behandlungsmethoden der konservativen Orthopädie und Unfallchirurgie

1 Krankengymnastik 3

2 Manuelle Therapie 5

3 Osteopath und Chiropraktiker 7
   3.1   Chirotherapeut 9
   3.2   Chiropraktiker 9

4 Massagetherapie 13

5 Wärmetherapie 15

6 Elektrotherapie 17

7 Kinesiologisches Tapen 21

8 Technische Orthopädie 23

9 Gipse und Verbände 25

10 Medizinische Rehabilitation 29

Teil II   Erkrankungen in Orthopädie und
          Unfallchirurgie, die klassischerweise
          konservativ behandelt werden

11   Arthrose 35

12   Arthritis 41

13   Bakterielle Arthritis und eitrige Arthritis 43

14   Rheumatoide Arthritis und Rheuma 47

15   Psoriasis-Arthritis 51

16   Gicht 53

17   Chondrokalzinose (Pseudogicht) 57

18   Gelenkchondromatose 61

19   Osteomyelitis 65

20   Wirbelsäule 69

21   Osteoporose und Osteopetrose 73

22   M. Sudeck (CRPS) 79

23   Sehnenerkrankungen 81

24   Muskelverletzungen und Muskelerkrankungen ... 85
     24.1   Konservative Therapien bei
            Muskelverletzungen 85
     24.2   Muskelerkrankungen – Möglichkeiten
            und Grenzen der Therapie 87

25   Aseptische Knochennekrosen 91

26   Psychosomatik und Orthopädie und
     Unfallchirurgie 95

27   Schmerztherapie 97

28   Geriatrie und Alterstraumatologie 99

29   Kinderorthopädie und Kindertraumatologie 101

Teil III   Erkrankungen und Verletzungen in Orthopädie und Unfallchirurgie: Möglichkeiten und Grenzen der konservativen Behandlung

30   Kopf 107
30.1   Leichte bis mittelschwere Schädel-Hirn-Traumata (SHT) 108
30.2   Gehirnerschütterung (Commotio cerebri) 108
30.3   Schädelprellung (Contusio capitis) 108
30.4   Kleinere intrakranielle Blutungen (z. B. kleine subdurale oder epidurale Hämatome) 109
30.5   Lineare Schädelbasis- oder Kalottenfrakturen ohne Dislokation 109
30.6   Postkommotionelles Syndrom 110

31   Hals einschließlich HWS 111
31.1   HWS-Distorsion („Schleudertrauma") 112
31.2   HWS-Prellung oder -Zerrung 112
31.3   HWS-Bandscheibenvorfall ohne neurologische Ausfälle 113
31.4   Degenerative HWS-Veränderungen (z. B. Spondylose, Facettensyndrom) 113
31.5   Stabile HWS-Frakturen (z. B. undislozierte Querfortsatzfraktur, geringe Kompression der Wirbelkörper) 114
31.6   Zervikales Facettensyndrom (Irritation der kleinen Wirbelgelenke) 114
31.7   Zervikales Wurzelreizsyndrom ohne motorische Ausfälle 114
31.8   Muskulärer Schiefhals 115
31.9   Armplexusläsionen 116

32   Wirbelsäule (insbesondere BWS und LWS) 121
32.1   Prellung, Zerrung und Distorsionen 121
32.2   Spondylose, Morbus Baastrup und Spondylolisthesis 122
32.2.1   Morbus Baastrup (Spondylitis interspinalis) – Möglichkeiten und Grenzen der Therapie 124

32.2.2   Therapiespektrum   124
32.2.3   Spondylolisthesis und Therapieziele . . .   126
32.3   Bandscheibenvorfall.   128
32.4   Skoliose, M. Scheuermann und M. Forestier. . .   129

33   Thorax   133
33.1   Trichterbrust (Pectus excavatum).   134
33.2   Kielbrust (Pectus carinatum)   135
33.3   Konservativ durch den Orthopäden
behandelbare Thoraxverletzungen   136
33.3.1   Rippenprellung.   136
33.3.2   Stabile Rippenfraktur (einzelne oder
wenige Rippen, ohne Dislokation).   137
33.3.3   Sternumprellung oder -fraktur
(wenn stabil).   137
33.3.4   Interkostalneuralgie nach Trauma oder
Überlastung   137
33.3.5   Myofasziale Schmerzen der
Brustwand/Muskelzerrung.   138
33.3.6   Chronische Schmerzen nach
Thoraxtrauma (posttraumatisches
Schmerzsyndrom)   138

34   Abdomen   139
34.1   Konservativ behandelbare
Abdomenverletzungen   140
34.1.1   Milzverletzung (z. B. Milzlazera-
tion Grad I–II)   140
34.1.2   Leberverletzung (z. B. Leberkontusion
oder kleine Risse).   140
34.1.3   Abdominales Kompartmentsyndrom. . .   141
34.1.4   Bauchwandkontusion oder -hämatom . . .   141
34.1.5   Mesenterialhämatome (klein, ohne
Ischämiezeichen)   141
34.1.6   Retroperitoneale Blutung (z. B. nach
stumpfem Trauma, Antikoagulation). . .   141
34.1.7   Verletzungen ohne Organbeteiligung
(z. B. Prellungen, Serome).   142
34.2   Nichtkonservativ behandelbare
Abdomenverletzungen   142

35   Obere Extremitäten 143
  35.1   Schulter 144
    35.1.1   Konservativ behandelbare
      Schulterverletzungen 144
      35.1.1.1   Klavikulafraktur
        (Schlüsselbeinbruch) 144
      35.1.1.2   Humeruskopffraktur
        (proximaler Oberarmbruch)... 144
      35.1.1.3   Schultergelenkluxation
        (vordere Luxation) 145
      35.1.1.4   AC-Gelenksprengung (Tossy
        I–II bzw. Rockwood I–II).... 145
      35.1.1.5   Schulterprellung/Kontusion... 145
      35.1.1.6   Rotatorenmanschettenruptur
        (partiell oder klein, akut) 146
      35.1.1.7   Impingement-Syn-
        drom/Bursitis subacromialis... 147
      35.1.1.8   Skapulafrakturen
        (Schulterblattfrakturen). 148
    35.1.2   Nicht konservativ behandelbare
      Schulterverletzungen (Tab. 35.1) 148
  35.2   Arm 150
    35.2.1   Konservativ behandelbare
      Armverletzungen 150
      35.2.1.1   Oberarmbruch. 150
      35.2.1.2   Unterarmfrakturen 151
      35.2.1.3   Ellenbogenverletzungen 151
      35.2.1.4   Weichteilverletzungen 152
      35.2.1.5   Monteggia- und Galeazzi-
        Frakturen (bei Kindern in
        frühen Stadien). 153
    35.2.2   Nicht konservativ behandelbare
      Armverletzungen 153
    35.2.3   Konservativ behandelbare
      Handverletzungen 154
      35.2.3.1   Frakturen (Brüche) 154
      35.2.3.2   Band- und Kapselver-
        letzungen 154
      35.2.3.3   Sehnenverletzungen 155

35.2.3.4 Luxationen/Subluxationen kleiner Gelenke 155
35.2.3.5 Weichteilverletzungen und Prellungen 155
35.2.3.6 Nagelbettverletzungen (ohne Fraktur, keine offene Wunde) 156
35.2.3.7 Nervenreizsyndrome im Frühstadium 156
35.2.4 Nicht konservativ behandelbare Handverletzungen 158

36 Untere Extremitäten 159
36.1 Becken 159
36.1.1 Konservativ behandelbare Beckenverletzungen 160
36.1.1.1 Beckenringfraktur – stabil (Typ A nach AO) 160
36.1.1.2 Gering dislozierte Frakturen des hinteren Beckenrings (AO/Tile B – bedingt stabil) ... 160
36.1.1.3 Avulsionsfrakturen (v. a. bei Jugendlichen/Sportlern) 161
36.1.1.4 Beckenprellung/ Weichteilverletzung 161
36.1.1.5 Hüftdysplasie 162
36.2 Bein 166
36.2.1 Konservativ behandelbare Beinverletzungen 167
36.2.1.1 Oberschenkelschaftfraktur (Femur) – begrenzt konservativ 167
36.2.1.2 Oberschenkelprellung/ Muskelzerrung/Muskelfaser- riss 167
36.2.1.3 Patellafraktur (Knieschei- benbruch) – stabil, nicht disloziert 167
36.2.1.4 Bandverletzungen im Knie (z. B. Innenbandruptur) 168

36.2.1.5   Unterschenkelfrakturen –
nur bei stabilen, nichtdislozierten
Brüchen   173
36.2.1.6   Sprunggelenksverletzungen...   173
36.2.1.7   Mittelfuß- und Zehenfrakturen
(z. B. Metatarsale, Phalan-
gen)   174
36.2.1.8   Prellungen, Hämatome,
Weichteilverletzungen   174
36.2.1.9   Klumpfuß.................   175
36.2.1.10   Plantarfasziitis   180
36.2.2   Fersensporn   182

Literatur............................   185
Stichwortverzeichnis.................   187

Teil I

Wichtige Behandlungsmethoden der konservativen Orthopädie und Unfallchirurgie

1

Krankengymnastik

Der Name Krankengymnastik und der Begriff Physiotherapie werden im Buch identisch gebraucht.

Die Physiotherapie steht mit im Zentrum orthopädisch-unfallchirurgisch konservativ tätiger Ärzte.

Die Physiotherapie ist eine typisch konservative Behandlungsmethode, die dazu geeignet ist, die Einnahme von Medikamenten häufig zu reduzieren, Operationen gelegentlich zu vermeiden oder zumindest hinauszuzögern und den Patienten mit allen nicht operativen Möglichkeiten zu behandeln. Insbesondere Beschwerden des Bewegungsapparats mit Schmerzen und Einschränkungen lassen sich mit Physiotherapie häufig sehr erfolgreich beseitigen.

Außerdem bietet sie viele präventive Maßnahmen, um Bewegungsstörungen, das Entstehen chronischer Beschwerden sowie funktionelle Dysfunktionen zu vermeiden.

© Der/die Autor(en), exklusiv lizenziert an Springer-Verlag GmbH, DE, ein Teil von Springer Nature 2026
P. Roth, *Konservative Orthopädie und Unfallchirurgie*,
https://doi.org/10.1007/978-3-662-72933-5_1

Zur Physiotherapie gehören beispielsweise Krankengymnastik, die manuelle Therapie, klassische Massagen, Elektrotherapie, manuelle Lymphdrainagen und die Wärmetherapie.

Über die Anzahl der Therapiesitzungen entscheidet der behandelnde Arzt. Üblicherweise werden bei Erwachsenen sechs Sitzungen, bei Kindern zehn Sitzungen verordnet. Es werden häufig zwei Folgeverordnungen ausgestellt, so bei gesetzlich Versicherten. In der Regel finden ein bis zwei Sitzungen pro Woche statt. Auch hierüber entscheidet zunächst der behandelnde Arzt in Abhängigkeit von den gesetzlichen Vorgaben.

Die Krankengymnastik hat zum Ziel, die volle Beweglichkeit wiederherzustellen, die Beseitigung von Funktionsstörungen, die Gelenkzentrierung, die Belastbarkeit der Strukturen, die Schmerzreduktion sowie die Haltungsverbesserung. Zunächst wird der Bewegungsapparat genau untersucht. Anschließend wird eine passgenaue Therapie geplant. Es werden Übungen durchgeführt in Form von achsengerechten Bewegungen, sowohl zur aktiven als auch zur passiven Mobilisation.

Die Krankengymnastik hat zahlreiche Möglichkeiten, um Muskulatur aufzubauen, zur Dehnung verkürzter Strukturen, zur Entspannung von Muskulatur sowie zur Unterstützung der Atmung.

Wichtig ist, dass man die Übungen, welche man während der Therapiesitzung macht, auch zu Hause weiterführt, um eine schnellstmögliche Verbesserung des Gesundheitszustandes herbeizuführen.

Der Arzt und Therapeut sollten eine genaue Anweisung geben, wie oft und wie lange Patienten zu Hause als Hausaufgabe üben sollen.

2

Manuelle Therapie

Die manuelle Therapie ist für die Wiederherstellung der schmerz- und widerstandsfreien Beweglichkeit der Gelenke, inklusive der an der Bewegung beteiligten Weichteilstrukturen, sowie die Stabilisierung von Hypermobilitäten durch genaue, befundgerechte Untersuchungen, gezielte Techniken, sowie Motivation und Anleitung des Patienten, zuständig (Abb. 2.1).

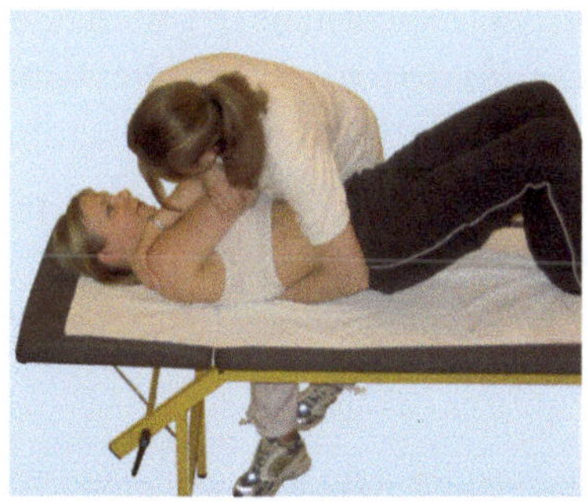

Abb. 2.1 Mobilisation der BWS. (Aus Mayer und Siems 2019)

P. Roth, *Konservative Orthopädie und Unfallchirurgie*, https://doi.org/10.1007/978-3-662-72933-5_2

Im Mittelpunkt steht hauptsächlich die Behandlung von Gelenken sowie den damit verbundenen Strukturen, beispielsweise Muskeln, Sehnen, Faszien, Bänder, Kapseln und Bursen. Die Behandlung von Gelenken kann zum einen über die mobilisierende Technik, zum anderen in Form einer Manipulation mit hoher Geschwindigkeit und geringem Bewegungsaufschlag erfolgen. Ziel ist es, das Gelenkspiel zu erweitern und das natürliche Bewegungsausmaß wiederherzustellen. Dazu kommen Weichteiltechniken an den gelenkumgebenden Strukturen. Dies sind zum Beispiel Funktionsmassagen, Dehnungs- und Spannungsübungen oder Quer- und Längsfriktionen.

Diese Behandlungsmethoden haben zur Folge, dass die Nachgiebigkeit der an der Bewegung beteiligten Strukturen gefördert wird und die Erweiterung des normalen Bewegungsausmaßes unterstützt wird. Außerdem wird die Durchblutung gefördert, was bewirkt, dass Schmerzmediatoren abtransportiert werden und die Nährstoffversorgung in dem behandelten Gebiet erhöht wird. Anschließend muss die neu gewonnene Bewegungsfreiheit stabilisiert werden, um erneute Bewegungsstörungen zu vermeiden.

Die manuelle Medizin wird auch Chirotherapie genannt und vor allem in Deutschland, Österreich und in der Schweiz von den Ärzten ausgeübt. Die manuelle Medizin stellt eine Domäne der ärztlichen Behandlung innerhalb der konservativen Orthopädie dar.

Viele konservativ tätige Orthopäden und Unfallchirurgen engagieren sich in den verschiedensten manualtherapeutischen Organisationen.

3

Osteopath und Chiropraktiker

Inhaltsverzeichnis

3.1 Chirotherapeut.. 9

3.2 Chiropraktiker.. 9

Ein Osteopath ist ein Therapeut, der nach den Prinzipien der Osteopathie arbeitet – einer ganzheitlichen, manuellen Therapieform, die sich auf die Beweglichkeit und das Zusammenspiel aller Körpersysteme konzentriert.

Osteopathie ist ein ganzheitliches medizinisches Konzept, das davon ausgeht, dass Struktur und Funktion des Körpers eng zusammenhängen, der Körper zur Selbstheilung fähig ist, Bewegungseinschränkungen (z. B. in Gelenken, Faszien, Organen) Krankheiten verursachen können, man durch sanfte manuelle Techniken Blockaden lösen und die Selbstregulation fördern kann.

In Deutschland kann Osteopathie in folgender Form rechtssicher betrieben werden:

Anerkannte Heilpraktiker mit Osteopathie-Ausbildung

© Der/die Autor(en), exklusiv lizenziert an Springer-Verlag GmbH, DE, ein Teil von Springer Nature 2026

P. Roth, *Konservative Orthopädie und Unfallchirurgie*,

https://doi.org/10.1007/978-3-662-72933-5_3

Ärzte, die eine osteopathische Zusatzausbildung gemacht haben

Physiotherapeuten, die zusätzlich in Osteopathie ausgebildet sind, dürfen nur osteopathisch arbeiten, wenn sie auch Heilpraktiker sind oder unter Supervision eines Arztes.

Die Ausbildung zum Osteopathen ist nicht staatlich einheitlich geregelt.

In der Regel: 5-jährige berufsbegleitende Ausbildung (ca. 1350–1750 h)

Abschluss mit Zertifikat einer privaten Schule

Voraussetzung oft: medizinischer Grundberuf (Physio, Arzt, Heilpraktiker)

Osteopathie wird u. a. angewendet bei:

- Rückenschmerzen, Gelenkbeschwerden
- Migräne, Tinnitus
- Verdauungsproblemen
- Kieferproblemen
- Beschwerden bei Säuglingen (z. B. Koliken, Schädelasymmetrien)

Dabei unterscheidet man drei Bereiche:

- Parietale Osteopathie – Bewegungsapparat
- Viszerale Osteopathie – innere Organe
- Kraniosakrale Osteopathie – Schädel, Nervensystem, Rückenmark

Osteopathie ist keine Kassenleistung der gesetzlichen Krankenkassen – aber viele Krankenkassen erstatten anteilig, wenn ein Arzt ein Rezept für die Osteopathie ausstellt. Private Kassen und Zusatzversicherungen übernehmen oft die Kosten.

3.1 Chirotherapeut

Ein approbierter Arzt (z. B. Orthopäde, Hausarzt) mit einer zusätzlichen Weiterbildung in Chirotherapie.

- Ausbildung: medizinisches Studium + Facharztausbildung + anerkannte Zusatzausbildung in Chirotherapie (ca. 320 h)
- Anerkennung: offiziell anerkannt von der Bundesärztekammer und den Landesärztekammern
- Abrechnung: kann über gesetzliche und private Krankenkassen abrechnen
- Behandlung: nutzt gezielte manuelle Techniken zur Behandlung von Funktionsstörungen des Bewegungsapparats, z. B. Blockierungen der Wirbelsäule

3.2 Chiropraktiker

In Deutschland meist ein „Nicht-Arzt", sondern häufig Heilpraktiker mit Ausbildung in Chiropraktik.

- Ausbildung: nicht einheitlich geregelt – es gibt private Schulen mit unterschiedlichem Qualitätsniveau (zwischen Wochenendkursen und mehrjährigen Ausbildungen)
- Anerkennung: in Deutschland nicht gesetzlich geschützt oder staatlich anerkannt wie der Chirotherapeut
- Abrechnung: in der Regel nur privat, gesetzliche Kassen zahlen meist nicht

- Behandlung: auch manuelle Therapie – orientiert sich oft stärker an der amerikanischen Chiropraktik (mehr Fokus auf das Nervensystem, Subluxationen etc.)

> **Wichtig: Unterscheide**
>
> Chirotherapeut = Arzt mit Zusatzausbildung
> Chiropraktiker = Heilpraktiker mit manueller Ausbildung

In den USA erlangt man nach einem fünf- bis achtjährigen Studium den Titel „Doctor of Chiropractic". Dieser Studiengang wird nur an speziell akkreditierten Hochschulen und Universitäten angeboten.

Der Begriff „Chiropraktiker" ist gesetzlich nicht geschützt. Somit kann er auch von Personen geführt werden, die die Ausbildung dazu gar nicht haben.

Der Begriff „Chiropraktik" setzt sich aus den griechischen Wörtern „cheiro" (für Hand) und „Praxis" (für Handlung) zusammen.

Der Chiropraktiker versucht mit gezielten Handgriffen Gelenkblockaden, die meist mit Schmerzen und Muskelverspannungen verbunden sind, zu beseitigen. Damit soll auch eventuell vorhandener Druck auf Nervenbahnen gemindert und die Selbstheilungskräfte des Körpers sollen aktiviert werden.

Das Ziel des Chiropraktikers ist, die Funktionsfähigkeit von Muskeln und Gelenken zu normalisieren und Schmerzen zu vermindern, bestenfalls zu beseitigen.

Nach einer Anamnese wird eine gründliche Untersuchung durchgeführt, um die Funktionsstörung zu ermitteln. Dabei achtet er besonders auf die Fehlstellung von Wirbelkörpern zu benachbarten Wirbeln (Subluxation).

Es ist für die Behandlung sehr wichtig, dass der Patient seine Krankheitsgeschichte und seine Beschwerden sehr genau darlegt, damit der Chiropraktiker Faktoren, die gegen eine Behandlung sprechen, ausschließen kann.

Durch einen gezielten Druck wird die Subluxation gelöst. Oft hört man hierbei ein lautes Knacken, die Justierung. Dieser Vorgang muss in der Regel mehrmals wiederholt werden.

Wenn Weichteile wie Sehnen oder Muskeln betroffen sind, behandelt der Chiropraktiker mit Massagen oder Dehnübungen.

4

Massagetherapie

Die Massagetherapie hat biochemische, psychische, neuro-reflektorische sowie energetische Effekte und Einflüsse auf das Immunsystem.

Diese Therapie ist ebenso zur „einfachen" Erholung und Entspannung geeignet. Die klassische Massage hat aber vor allem eine mechanische, schmerzlindernde, segmentale und psychogene Wirkung und beeinflusst den Stoffwechsel sowie die Regulation des Muskeltonus (auch in Ruhe aufrecht erhaltener Grundspannungszustand eines Muskels).

Bei der Massagetherapie gibt es verschiedenen Techniken. Die klassische Massagetherapie findet Anwendung zur Schmerzstillung, zur Reduzierung des Muskeltonus, zur Narbenbehandlung, bei Gefäß- und Lymphstauungsproblemen, Verstopfungen und Depressionen. Es kann sowohl eine Massage einzelner Körperteile/-regionen als auch eine Ganzkörpermassage erfolgen.

Die reflektorische Massagetherapie ist für den Bereich der Bindegewebsmassagen sowie der Segmentmassagen zuständig. Reflektorisch bedeutet hier, dass die Therapie sich

© Der/die Autor(en), exklusiv lizenziert an Springer-Verlag GmbH, DE, **13** ein Teil von Springer Nature 2026
P. Roth, *Konservative Orthopädie und Unfallchirurgie,*
https://doi.org/10.1007/978-3-662-72933-5_4

nicht auf das erkrankte Körperteil selbst auswirkt, sondern an anderer Stelle reflektorisch. Durch jeden Reiz, der durch diese Massage gegeben wird, werden reflektorisch regulierende und normalisierende Vorgänge im Organismus ausgelöst.

Diese Therapieform wird sehr oft bei

- Durchblutungsstörungen,
- degenerativen Erkrankungen von Gelenken und der Wirbelsäule,
- Rheuma,
- vegetativer Dystonie,
- Erkrankungen innerer Organe, hormonellen Dysregulationen und Atemwegserkrankungen angewendet.

Nach der Massage wird eine Wärmepackung (zum Beispiel Moorpackung) empfohlen, um die Wirkung zu verstärken und dem Körper Zeit zur Anpassung und zur Verarbeitung der Reize zu geben.

Eine weitere Form der konservativen Behandlung ist die Unterwasserdruckstrahlmassage. Hierbei wird die Wirbelsäule in einer Art Wannenbad, bei einer Wassertemperatur zwischen 36 und 38 Grad Celsius, durch einen Wasserstrahl zwischen 0,5 und 2,5 bar massiert. Die Wirkung ist muskelentspannend und schmerzlindernd. Die Durchblutung wird gesteigert und die Muskulatur entstaut. Im Anschluss an die Behandlung ruht der Patient.

5

Wärmetherapie

Die Wärmetherapie fördert die Durchblutung und kurbelt somit den Stoffwechsel an. Somit werden Heilungsprozesse im gesamten Körper unterstützt.

Diese Therapie kann in Form von heißen Rollen erfolgen.

Wärmepackungen können aus Moor, Fango, Heilerde, Mergel, Sand, Lehm und Löß, sogenannte Peloide (gr. pelos = Schlamm) bestehen. Sie werden direkt auf die Haut des Patienten gelegt. Die Wärmetherapie wirkt sich auf die (lokale) Durchblutungssteigerung, den Zellstoffwechsel, die Anregung des Immunsystems, die Beschleunigung der Phagozytose, die Stimulation der Kallusbildung, die Senkung der Muskelspannung, die Lockerung von Verklebungen und Narbenadhäsionen sowie auf die Verbesserung der Lymphbewegung aus.

Die Wärmetherapie kann bei degenerativen und traumatischen Erkrankungen der Wirbelsäule, verzögerter Kno-

P. Roth, *Konservative Orthopädie und Unfallchirurgie*, https://doi.org/10.1007/978-3-662-72933-5_5

chenbildung, Periarthritis humeroscapularis (kurz PHS, eine unpräzise Sammelbezeichnung für meist schmerzhafte degenerative Veränderungen mit Bewegungseinschränkung im Bereich des Schultergürtels), Muskelzerrungen und -verspannungen sowie anderen, nichtorthopädischen Krankheitsbildern, eingesetzt werden.

6

Elektrotherapie

Elektrotherapie ist ein Verfahren, bei dem elektrische Ströme oder Felder genutzt werden, z. B. TENS, Magnetfeldtherapie oder Ultraschall mit elektrischer Komponente, zur Schmerzlinderung, Muskelstimulation oder Infusionsvorbereitung. In der Orthopädie häufig bei Rücken-, Gelenk- oder Muskelschmerzen (Abb. 6.1).

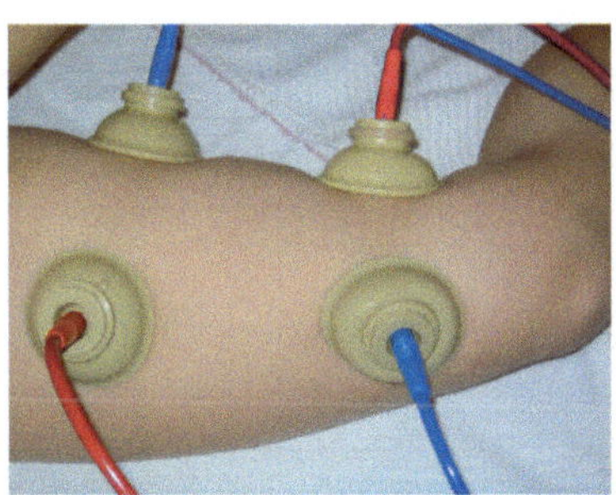

Abb. 6.1 Elektrotherapie der Adduktoren. (Aus Mayer und Siems 2019)

© Der/die Autor(en), exklusiv lizenziert an Springer-Verlag GmbH, DE, **17** ein Teil von Springer Nature 2026
P. Roth, *Konservative Orthopädie und Unfallchirurgie*,
https://doi.org/10.1007/978-3-662-72933-5_6

Typische Anwendungen

- Schmerzbekämpfung (akut oder chronisch)
- Muskelaktivierung/-reizsetzung bei Muskelschwäche
- Rehabilitation nach Verletzungen oder Operationen
- Entzündungshemmung (je nach Methode)

Häufig eingesetzte Verfahren

- TENS (transkutane elektrische Nervenstimulation): schmerzlindernd, einfache Anwendung
- IFC (Interferenzstrom): tiefere Gewebeschichten, oft bei Rückenschmerzen
- EMS (Nerven-/Muskelstimulation): Muskelaufbau/-training
- Ultraschall mit elektrischer Zusatztherapie: Gewebedurchblutung und Heilung

Beim Ultraschall unterscheidet man zwischen Dauer- und Impulsschall. Beim Dauerschall steht der thermische Effekt im Vordergrund. Die Schallwellen werden dauerhaft abgegeben. Diese Form wird bei chronischen und subakuten Krankheitsprozessen angewandt. Beim Impulsschall werden die Schallwellen zyklisch ein- und ausgeschaltet, die thermische Wirkung steht nicht im Vordergrund, die mechanische Beanspruchung aber bleibt. Diese Therapieform eignet sich bei akuten Krankheitsprozessen.

- Iontophorese: medikamentöse Substanzen durch Haut mittels Stroms

Vor- und Nachteile

- Vorteile: nichtinvasiv, schmerzarm, gut tolerierbar, ambulant möglich
- Nachteile: Wirkung oft vorübergehend, individuelle Unterschiede, nicht für alle Schmerzzustände geeignet

Ablauf in der Praxis

- Anamnese und Befund
- Wahl des Verfahrens je nach Problem
- Anlegen von Elektroden, ggf. Anpassung der Intensität
- Behandlungsdauer meist 10–30 min pro Sitzung
- Häufig mehrere Sitzungen erforderlich

Wichtige Hinweise

Beachte: Manche Methoden sind kontraindiziert bei Metall-implantaten, Herzschrittmachern, schwangeren Frauen oder Epilepsie; Patienten im Vorfeld hierüber aufklären.

Bei akuten Entzündungen oder frischen Verletzungen können Timing und Methode variieren.

Nebenwirkungen sind selten, meist Hautreizungen an den Elektroden.

Kosten und Abrechnung:

Die Abrechnung erfolgt in der Regel über die gesetzliche Krankenversicherung oder privat; je nach Heilmittelver-ordnung bzw. individuellem Behandlungsplan.

Manche Therapien werden als Physikalische Therapie oder Heilmittel verordnet.

7

Kinesiologisches Tapen

Tapen ist eine Anbringung farbiger oder weißer Klebebänder (Kinesiotape) auf der Haut, meist über Muskeln, Gelenke oder Sehnen.

Ziel: Muskelunterstützung, Schmerzlinderung, Entzündungshemmung, Gelenkstabilität, verbesserte Durchblutung und Propriozeption.

Typische Anwendungen
- Muskelschmerz, Verspannungen, Zerrungen
- Gelenkschmerzen, Instabilitäten (z. B. Knie, Sprunggelenk)
- Sehnenreizungen/Tenosynovitis (z. B. Schulter, Ellenbogen)
- Lymphödem und Ödemhemmung (bei bestimmten Indikationen)
- Unterstützung nach Verletzungen oder operativen Eingriffen (je nach Befund)

Vorgehen in der Praxis
- Anamnese und Untersuchung zur Belastungssituation
- Tape-Strategie je nach Problem: Lockerung, Funktionsklebung oder Gelenkstütze

P. Roth, *Konservative Orthopädie und Unfallchirurgie*,
https://doi.org/10.1007/978-3-662-72933-5_7

- Tape-Anlage durch geschultes Personal; Hautreinigung, ggf. Hautkomfort mit Unterlage
- Anleitung zur Pflege, Tragedauer (oft 3–7 Tage), Hinweise bei Hautreizungen
- Nachsorge: Wirkung bewerten, ggf. Anpassung der Taping-Technik

Vorteile
- Nichtinvasiv, flexibel, individuell anpassbar
- Sofortige Anwendung möglich, oft schmerzlindernd oder bewegungsunterstützend
- Keine medikamentöse Belastung

Mögliche Nachteile/Hinweise
- Wirkung ist individuell verschieden; kein Ersatz für Reha oder Pharmazie
- Hautreizungen oder Allergien gegen Klebeband möglich
- Bei falscher Anwendung stehen manchmal Beschwerden im Vordergrund (Druck, Einschränkung)
- Sinnvoll bei akuten Überlastungen, Muskel-Skelett-Verletzungen, Gelenkinstabilität/Schmerzsyndrome
- Nicht geeignet bei offenen Wunden, schweren Hautkrankheiten oder bestimmten Infekten

Um das richtige Tape auszuwählen, werden die Oberflächenspannung der Haut und Faszien, das Schmerzbild, die Bewegungsqualität und -quantität sowie vegetative Symptome erfasst.

Es gibt unterschiedliche Tape-Zuschnitte, die I-, X- und Y-Zügel, oder auch Fächer. Auch die Klebetechniken sind unterschiedlich. Beispielsweise wird bei akut überlasteten Muskeln vom Ansatz zum Ursprung geklebt, bei schwachen Muskeln vom Ursprung zum Ansatz. So gibt es auch verschiedene Klebetechniken für Narben, Faszien, Sehnen und Bänder oder die Lymphe.

8

Technische Orthopädie

Die technische Orthopädie ist die Lehre von orthopädischen Hilfsmitteln. Diese werden vom Arzt verordnet. Der Orthopädietechniker, der Orthopädieschuhmacher oder der Reha-Techniker stellen die Hilfsmittel her, und der Arzt nimmt diese dann ab. Die technische Orthopädie ist somit eine der wichtigsten Säulen der konservativen Orthopädie und Unfallchirurgie.

Zu den technischen Hilfsmitteln zählen die bereits mehrfach erwähnten Prothesen, Orthesen, Verbände, Schienen, Einlagen und Korsette. Aber auch ein Rollstuhl oder ein Sitzkissen gehören dazu. Der Hilfsmittelkatalog ist sehr groß, sodass hier gar nicht auf alle eingegangen werden kann. In erster Linie wollen wir mit diesen Hilfsmitteln natürlich Operationen vermeiden und die Gesundheit wiederherstellen. Sie können aber auch operationsbegleitend eingesetzt werden.

Technische Orthopädie bezieht sich auf den Bereich der Orthopädie und Unfallchirurgie, der sich mit der Entwicklung, dem Einsatz und der Optimierung von technischen

P. Roth, *Konservative Orthopädie und Unfallchirurgie*, https://doi.org/10.1007/978-3-662-72933-5_8

23

Hilfsmitteln und Implantaten zur Behandlung von Erkrankungen und Verletzungen des Bewegungsapparats befasst. Dazu gehören:

- Prothesen, Orthesen, SPORT- oder Funktionshilfen (Schienen, Stützen) zur Stabilisierung und Unterstützung
- Implantatdesign, -materialien und -technologien (z. B. Knochen- und Gewebeergänzungen, Biokompatibilität)
- Roboter- und computerassistierte Systeme für Chirurgie, Planung und Rehabilitation
- Biomechanische Analysen und computergestützte Planung
- Künstliche Intelligenz und Sensorik in der Überwachung von Implantaten und Rehabilitationsprogrammen

In einer orthopädisch-unfallchirurgischen Tätigkeit spielen die Schuheinlagen eine große Rolle (Tab. 8.1).

Tab 8.1 Überblick: Arten der Einlagenversorgung

Einlagentyp	Ziel	Typische Indikationen
Korrektureinlagen	Korrigieren statischer Fehlstellungen	Plattfuß, Knick-Senk-Fuß, kindliche Fußdeformitäten
Stützeinlagen	Stützen das Längs- und Quergewölbe	Knick-Senk-Fuß, Spreizfuß, Überlastung
Bettungseinlagen	Weichbettung zur Druckumverteilung	Fersensporn, diabetischer Fuß, Rheuma
Entlastungseinlagen	Entlasten gezielt bestimmte Fußregionen	Metatarsalgie, Ulkusprophylaxe, Vorfußschmerzen
Sensomotorische Einlagen	Aktive Reizsetzung zur Muskelsteuerung	(Frühkindlicher) Knick-Senk-Fuß, neurologische Gangstörungen
Sporteinlagen	Stoßdämpfung, Führung, Prophylaxe	Läufer, Fußballer, Skifahrer etc.
Diabetikereinlagen	Druckumverteilung, Schutz vor Ulzera	Diabetisches Fußsyndrom
Schuheinlagen für Alltag/Business	Kombination aus Stützung, Komfort, Passform	Leichte Fußfehlstellungen, Prävention

9

Gipse und Verbände

Gips und Verbände spielen in der Orthopädie und Unfallchirurgie eine zentrale Rolle bei der Versorgung von Frakturen, Gelenkverletzungen und Weichteilschäden (Abb. 9.1).

Gipsverbände
- Zweck: Stabilisierung von Knochen und Gelenken, Schmerzreduktion, Förderung der Heilung

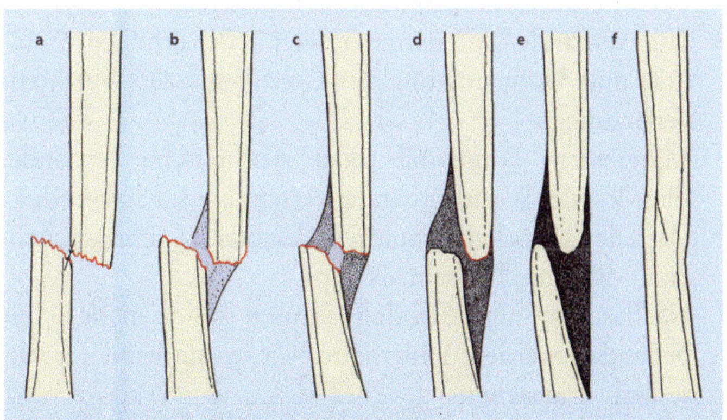

Abb. 9.1 Heilungsdauer von Frakturen. (Aus Grifka 2021)

© Der/die Autor(en), exklusiv lizenziert an Springer-Verlag GmbH, DE, ein Teil von Springer Nature 2026
P. Roth, *Konservative Orthopädie und Unfallchirurgie*,
https://doi.org/10.1007/978-3-662-72933-5_9

- Typen: klassischer Gipsverband (Gipsbinde), Gipszylinder, Stiefel- oder Fraktur-Gips, sind heute oft durch moderne Verbundmaterialien ergänzt oder ersetzt
- Materialien: Gips (Kalziumsulfat) oder Verbundmaterialien (Gips mit Mikrofaser, Glasfaser-Verbundmaterial)
- Vorteile: kostengünstig, drucklos bei richtiger Applikation, gute Formgebung
- Nachteile: relativ schwer, Feuchtigkeit beeinflusst den Halt, längere Trockenzeit, Hautprobleme möglich, keine dynamische Belastung
- Pflegehinweise: regelmäßig kontrollieren, trocken halten, Hautunterdrückungen oder Druckstellen prüfen, Bewegungsreize in benachbarten Gelenken sicherstellen

Verbände (Stützverbände, Stütz- und Weichteilverbände)
- Zweck: Akutstabilisierung, Kompression, Schwellungsreduktion, Schutz der Verletzung
- Arten:
- Tuben- und Stufentourniquet-/Druckverbände: feine Schichtungen für Schwellungskontrolle
- Druckverbände (z. B. nach Distorsionen): verbessern die Heilung durch kontrollierte Kompression
- Stützverbände/Unterstützungsverbände: erhöhen Stabilität und Unterstützung bei Gelenken oder Weichteilverletzungen
- Materialien: Baumwoll- oder synthetische Verbände, Elastik- oder Wundverbände, Verschlüsse je nach Produkt
- Vorteile: schneller anzulegen, leichter zu überwachen, kann dynamischer sein als Gips
- Nachteile: weniger stabile Frakturen sollten nicht damit behandelt werden; fehlerhafte Wickelung kann Druckstellen verursachen
- Pflegehinweise: Sauberkeit, regelmäßige Kontrolle der Durchblutung (Hautfarbe, Sensibilität, Temperatur), ggf. Nachverband durch medizinisches Personal

Allgemeine Hinweise

- Indikationen: Frakturen, Verdachtsfrakturen, Distorsionen mit instabiler Schwellung, Weichteilverletzungen, postoperativ beim Immobilisationsmanagement
- Komplikationen: Druckschäden, Durchblutungsstörungen, Infektionen (bei offener Verletzung), Hautprobleme unter dem Verband
- Begleitmaßnahmen: Schmerzmedikation nach ärztlicher Anordnung, Kühlung in den ersten 24–48 h (ohne Gips), Kontrolltermin beim Arzt zur Überprüfung von Passform und Heilungsverlauf
- Entrappung/Überprüfung: Gipsverband wird regelmäßig auf Passform, Feuchtigkeit, Wärmegefühl und Hautreaktionen überprüft; Verbände werden bei Verschlechterung, zunehmenden Schmerzen oder Taubheit rechtzeitig angepasst. Ärztliche Aufgabe!

Die Methode nach Sarmiento ist ein konservatives, funktionelles Behandlungsverfahren für Frakturen der langen Röhrenknochen, insbesondere des Oberschenkels (Femur) und des Unterschenkels (Tibia) – seltener auch des Humerus.

Sie wurde von Augusto Sarmiento, einem US-amerikanischen Orthopäden, in den 1960er/70er-Jahren entwickelt und verfolgt das Ziel, eine Fraktur ohne Operation zur Ausheilung zu bringen, unter Erhalt der Gelenkbeweglichkeit und möglichst frühzeitiger Belastung.

Frühfunktionelle Behandlung

- Keine Bettruhe oder Gipsruhigstellung über Gelenke
- Frühzeitige Mobilisierung und Belastung, sobald es toleriert wird
- Funktionelle Schiene („Sarmiento-Orthese"):
- Spezielle Kunststoffschiene (Cast-Brace) zur frakturspezifischen Stabilisierung

- Ermöglicht Muskelaktivität und Bewegung der angrenzenden Gelenke
- Nutzt die Muskelkontraktion zur Frakturkompression

Gipsfreie Versorgung
Nach einer kurzen Gipsphase oder Extensionsbehandlung wird auf die funktionelle Schiene umgestellt.

Technische Umsetzung
- Beispiel: Tibiafraktur
- Initialphase (1–2 Wochen): Ruhigstellung im Oberschenkelgips oder Extension
- Ziel: Abschwellen, Schmerzlinderung, Beginn der Kallusbildung
- Wechsel zur Sarmiento-Schiene:
- Zirkuläre Schiene, meist aus thermoplastischem Material Individuell angepasst, reicht von unterhalb des Knies bis über den Knöchel Fixierung durch Klettverschlüsse
- Belastung: frühfunktionelle Mobilisation mit Teilbelastung → sukzessive Steigerung

Aktive Bewegung der angrenzenden Gelenke (Knie, Sprunggelenk) (Tab. 9.1).

Tab. 9.1 Vorteile der Methode

Vorteil	Bedeutung
Vermeidung von OP	Besonders bei Kindern, Älteren, Risikopatienten
Frühzeitige Mobilisation	Reduziert Thromboserisiko und Muskelschwund
Erhalt der Gelenkbeweglichkeit	Keine Bewegungseinschränkung wie bei Vollgips
Günstige Kallusbildung	Durch funktionelle Belastung und Muskelzug

10

Medizinische Rehabilitation

Die Bedeutung der medizinischen Rehabilitation mittels konservativer Orthopädie und Unfallchirurgie wird insbesondere in den ambulanten und stationären Rehabilitationszentren und -kliniken praktiziert.

Die medizinische Rehabilitation stellt einen zentralen Bestandteil der modernen konservativen Orthopädie und Unfallchirurgie dar. Sie verfolgt das Ziel, die körperliche Funktion, Mobilität, Schmerzfreiheit und gesellschaftliche Teilhabe von Patientinnen und Patienten nach Verletzungen oder orthopädischen Erkrankungen wiederherzustellen – idealerweise dauerhaft und ohne operative Eingriffe. Dabei steht nicht nur die Heilung struktureller Schäden im Vordergrund, sondern die Wiedergewinnung der Funktion im Sinne eines ganzheitlichen Verständnisses von Gesundheit.

Integration in die konservative Therapie
In der konservativen Orthopädie und Unfallchirurgie ist Rehabilitation nicht als nachgelagerter Prozess zu verstehen, sondern als integrativer Bestandteil des Behandlungs-

© Der/die Autor(en), exklusiv lizenziert an Springer-Verlag GmbH, DE, **29**
ein Teil von Springer Nature 2026
P. Roth, *Konservative Orthopädie und Unfallchirurgie*,
https://doi.org/10.1007/978-3-662-72933-5_10

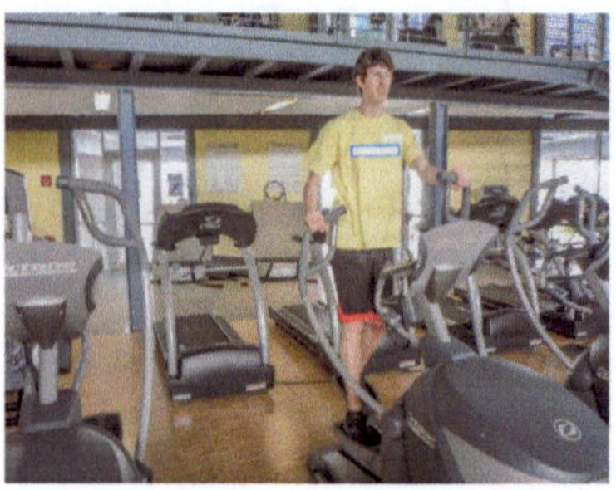

Abb. 10.1 Ausdauer Crosstraining. (Aus Mayer und Siems 2019)

konzepts. Bereits in der Frühphase einer konservativen Therapie – etwa nach Frakturen, Bandverletzungen, Wirbelsäulenbeschwerden oder degenerativen Gelenkerkrankungen – beginnt die funktionelle Rehabilitation mit Bewegungsaufbau, Schmerztherapie, physikalischen Maßnahmen und gezielter Anleitung zur Eigenaktivität (Abb. 10.1).

Ziele der Rehabilitation

Die medizinische Rehabilitation zielt in diesem Zusammenhang auf mehrere Ebenen ab:

- Funktionelle Wiederherstellung: Wiedererlangung oder Kompensation von Beweglichkeit, Kraft, Koordination und Belastbarkeit
- Vermeidung von Komplikationen: Prophylaxe von Immobilisationsfolgen wie Kontrakturen, Muskelatrophie oder Thrombosen
- Schmerzlinderung und Chronifizierungsprophylaxe: Frühzeitige aktive Maßnahmen können helfen, Schmerzen effektiv zu reduzieren und eine Chronifizierung zu verhindern.

- Wiedereingliederung in Alltag, Beruf und Gesellschaft: Die Reintegration in das soziale und berufliche Umfeld ist ein zentrales Ziel der Rehabilitation.
- Langfristige Stabilisierung: Präventive Strategien sollen Rückfälle vermeiden und die Selbstwirksamkeit der Patientinnen und Patienten stärken.

Insbesondere bei älteren Menschen, multimorbiden Patienten sowie in der Kinder- und Sporttraumatologie spielt die konservative Rehabilitation eine überragende Rolle. Gerade bei diesen Gruppen kann auf operative Maßnahmen oft verzichtet werden – vorausgesetzt, die konservative und rehabilitative Behandlung ist konsequent, individualisiert und interdisziplinär abgestimmt.

Die erfolgreiche Umsetzung der medizinischen Rehabilitation im konservativen Setting erfordert eine enge Zusammenarbeit zwischen verschiedenen Berufsgruppen: Orthopäden und Unfallchirurgen, Rehabilitationsmediziner, Physiotherapeuten, Ergotherapeuten, Schmerztherapeuten, Sozialarbeiter und Psychologen arbeiten gemeinsam an einem individualisierten Therapieplan. Dabei ist der Arzt oder die Ärztin in konservativer Orthopädie und Unfallchirurgie oft die koordinierende Instanz im rehabilitativen Gesamtkonzept.

Die medizinische Rehabilitation ist ein essenzieller Bestandteil der konservativen Orthopädie und Unfallchirurgie. Sie dient nicht nur der Wiederherstellung körperlicher Funktionen, sondern auch der ganzheitlichen Gesundung und Teilhabe. Durch eine frühzeitige, strukturierte und patientenzentrierte Rehabilitation kann in vielen Fällen auf operative Eingriffe verzichtet oder deren Notwendigkeit deutlich reduziert werden.

Teil II

Erkrankungen in Orthopädie und Unfallchirurgie, die klassischerweise konservativ behandelt werden

11

Arthrose

- Abnutzung des Gelenkknorpels mit Veränderungen an Knochen, Gelenkkapsel, Schleimhaut und umliegenden Strukturen
- Häufige betroffene Gelenke: Knie, Hüfte, Hände, Wirbelsäule
- Typische Beschwerden: Schmerzen beim Bewegen, Belastungsschmerz, Morgensteifigkeit (oft kurze Zeit). Funktionseinschränkung, Knirschen, Bewegungseinschränkung. Schwellung oder Druckempfindlichkeit in fortgeschrittenen Stadien
- Diagnostik in der Orthopädie: Anamnese, Untersuchung von Beweglichkeit, Stabilität und Belastungsschmerz. Röntgen, ggf. MRT oder Ultraschall zur Beurteilung von Knorpel, Knochen, Entzündungen
- Behandlungsmöglichkeiten (stufig, individuell angepasst):

  - Allgemein: Gewichtsreduktion bei Übergewicht, Bewegung und Muskelaufbau, Schonung akuter Phasen

© Der/die Autor(en), exklusiv lizenziert an Springer-Verlag GmbH, DE, **35** ein Teil von Springer Nature 2026
P. Roth, *Konservative Orthopädie und Unfallchirurgie*,
https://doi.org/10.1007/978-3-662-72933-5_11

- Schmerz- und Entzündungsmanagement: Analgetika, ggf. topische Präparate, Injektionen (z. B. Hyaluronsäure, Kortison) in bestimmten Stadien
- Physio- und Trainingstherapie: gezieltes Übungsprogramm zur muskulären Stabilisierung, Beweglichkeit
- Orthopädische Hilfen: Gehstützen, Einlagen, spezielle Bandagen oder Orthesen zur Entlastung
- Gips-/Schiene nur temporär bei passenden Phasen
- Medikation und Zusatztherapien: ggf. PRP oder andere Therapien je nach Zentrum, Evidenz variiert

Ebenso werden Nahrungsergänzungsmittel im Rahmen der Arthrose-Therapie eingesetzt. Flexiloges als Nahrungsergänzungsmittel ist ein immer wieder vorzufindendes Mittel, das Patienten häufig selbst einsetzen. Patienten berichten, dass mehr Lebensqualität mit diesem Mittel gegeben sei. Glucosamin und Chondrotin sind deren Inhaltsstoffe, welche wichtige Substanzen für den Knorpel sind.

Es kombiniert UC-II (Kollagen Typ II) mit N-Acetyl-Glucosamin (NAG), Chondroitin und Silizium sowie gelenkrelevante Stoffe wie Vitamin C, Mangan und Molybdän. Eine Reduktion von nichtsteroidalen Antirheumatika von Kortikoiden bei Nutzung von Nahrungsergänzungsmittel wird berichtet.

Operationsoptionen je nach Gelenk und Schweregrad
- Knie/Hüfte: Operationen wie Gelenkersatz (Knie- oder Hüftendoprothese) bei fortgeschrittenem Verschleiß
- Handgelenk/Daumen: Gelenkersatz oder Verbindung/Fusionsalternativen in bestimmten Fällen
- Fusion oder Osteotomien in ausgewählten Situationen.
- Alternative/ergänzende Ansätze: Medikamente, Radiofrequenz, physikalische Therapien, Kühlung/heiße Anwendungen je nach Stadium

Die konservative Therapie von operativ versorgten Gelenkprothesen bezieht sich auf alle nichtchirurgischen Maßnahmen, die nach der Implantation einer Endoprothese (z. B. Hüft-, Knie- oder Schulterprothese) eingesetzt werden, um die Funktion zu verbessern, Komplikationen zu vermeiden und die Lebensdauer der Prothese zu verlängern. Diese Therapie ist ein zentraler Bestandteil der postoperativen Rehabilitation und der Langzeitbetreuung (Abb. 11.1).

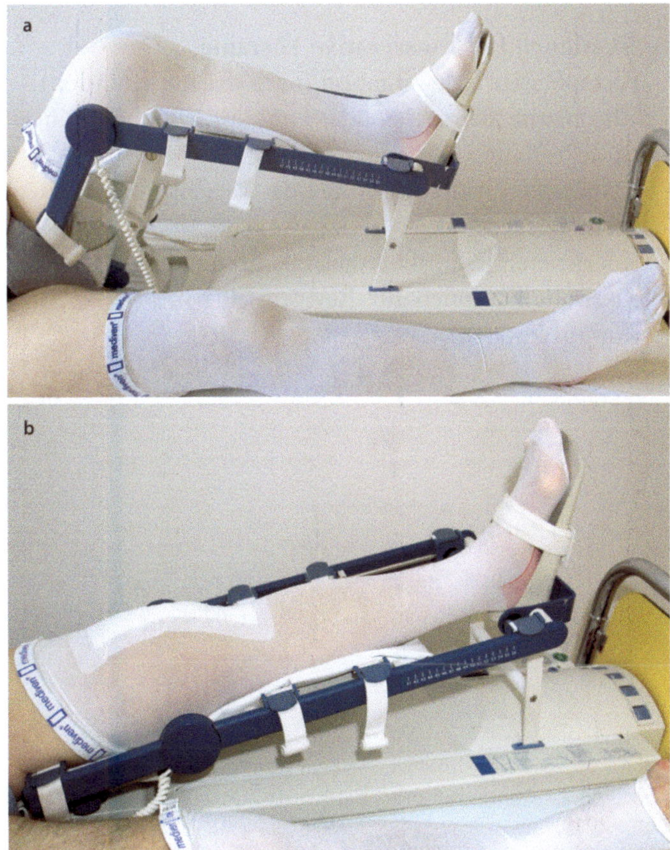

Abb. 11.1   Motorschiene nach Knie-Operation. (Aus Grifka 2021)

Ziele der konservativen Therapie

- Schmerzreduktion
- Verbesserung der Gelenkfunktion und Mobilität (Abb. 11.2)
- Vermeidung von Komplikationen (z. B. Luxation, Infektion)
- Erhalt bzw. Wiedererlangung der Alltagskompetenz
- Steigerung der Lebensqualität
- Prothesenschutz und -erhalt

Indikationen für konservative Therapie

- Postoperative Rehabilitation (nach der Implantation)
- Chronische Schmerzen oder Funktionseinschränkungen trotz Prothese
- Frühzeichen von Lockerung oder Verschleiß (z. B. aseptische Lockerung)
- Koexistierende muskuloskeletale Erkrankungen
- Kontraindikationen für Revisionseingriffe (z. B. Alter, Komorbiditäten)

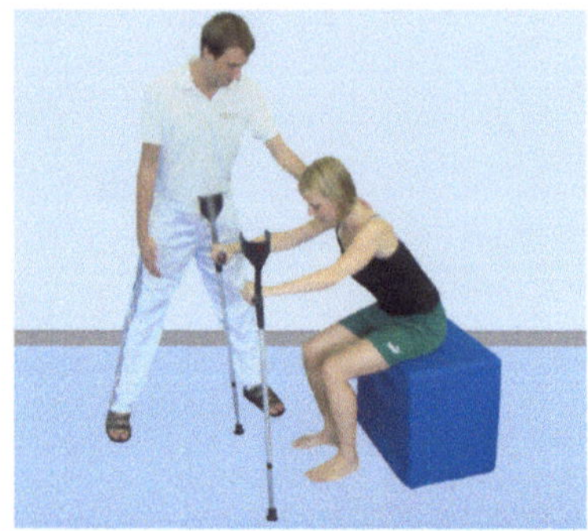

Abb. 11.2 Gangschulung bei Hüft-TEP. (Aus Mayer und Siems 2019)

Physiotherapie/Bewegungstherapie
- Frühmobilisation postoperativ
- Gangschulung (ggf. mit Hilfsmitteln)
- Kräftigung der stützenden Muskulatur (z. B. M. Gluteus medius bei Hüft-TEP)
- Koordinations- und Gleichgewichtstraining
- Verbesserung der Gelenkbeweglichkeit

Physikalische Therapie
- Kälte-/Wärmeanwendungen zur Schmerz- und Entzündungsreduktion
- Elektrotherapie zur Muskelstimulation oder Schmerzlinderung
- Lymphdrainage bei Schwellung

Medikamentöse Therapie
- Analgetika (z. B. Paracetamol, NSAR)
- Muskelrelaxanzien (bei muskulären Verspannungen)
- Ggf. Bisphosphonate oder andere knochenerhaltende Medikamente bei Osteoporose

Ergotherapie
- Alltagstraining (Anziehen, Treppensteigen etc.)
- Hilfsmittelberatung (z. B. Greifhilfen, Toilettensitzerhöhungen)
- Gelenkschonende Techniken

Orthopädietechnik/Hilfsmittelversorgung
- Einlagenversorgung bei Fehlstatik
- Orthesen zur Gelenkstabilisierung
- Gehhilfen (Rollator, Unterarmgehstützen)

Patientenschulung
- Informationen über Belastungsgrenzen
- Verhaltensregeln (z. B. Vermeidung von Beugung > 90° bei Hüft-TEP)

- Sturzprävention
- Langzeitbetreuung
- Regelmäßige klinische und radiologische Kontrollen (z. B. alle 1–2 Jahre)
- Überwachung auf Lockerung, Infektion oder Materialverschleiß
- Anpassung der Therapie bei Funktionseinschränkung oder Schmerz

Grenzen der konservativen Therapie
- Bei fortgeschrittener Arthrose ist meist eine operative Versorgung notwendig.
- Infizierte Endoprothesen (periprothetische Infektion), Lockerungen der Prothesen erfordern häufig chirurgische Maßnahmen.

12

Arthritis

Der Begriff Arthritis kommt aus dem Griechischen und bedeutet „Gelenkentzündung". Der Unterschied zur Arthrose ist, dass die Arthritis durch verschiedene Faktoren wie z. B. Bakterien oder Rheuma ausgelöst werden kann. Zu ihr gehören entzündliche Prozesse, die nicht nur Schmerzen auslösen, sondern das Gelenk auch anschwellen lassen. Außerdem wird es oftmals überwärmt und die Haut darüber ist gerötet.

Die Arthrose ist „nur" eine Verschleißerscheinung.

Besteht eine Gelenkentzündung über einen längeren Zeitraum und kommen die Schmerzen immer wieder schubweise zurück, spricht man von einer chronischen Arthritis.

Als Monoarthritis bezeichnen Ärzte die Entzündung eines einzelnen Gelenks. Sie ist meistens durch Verletzungen, Bakterien oder eine fortgeschrittene Arthrose bedingt.

© Der/die Autor(en), exklusiv lizenziert an Springer-Verlag GmbH, DE, ein Teil von Springer Nature 2026
P. Roth, *Konservative Orthopädie und Unfallchirurgie*,
https://doi.org/10.1007/978-3-662-72933-5_12

Wenn mehrere Gelenke befallen sind, spricht man von einer Polyarthritis. Die Gicht-Arthritis sowie die rheumatoide Arthritis sind die am häufigsten diagnostizierten Formen.

Symptome einer Arthritis sind z. B. Schwellungen, Rötungen der Haut, Überwärmung und Schmerzen. Es kann aber auch zu einem Gelenkerguss (Ansammlung von Flüssigkeiten im Gelenk) oder zu einem Gelenkempyem (Ansammlung von Eiter im Gelenk) kommen. Eine unbehandelte Gelenkentzündung kann dazu führen, dass ein Gelenk völlig zerstört wird. Das Bewegungsausmaß wird dadurch sehr eingeschränkt. Sind die Finger betroffen, können alltägliche Dinge wie Schuhe binden ein großes Problem darstellen (Abb. 12.1).

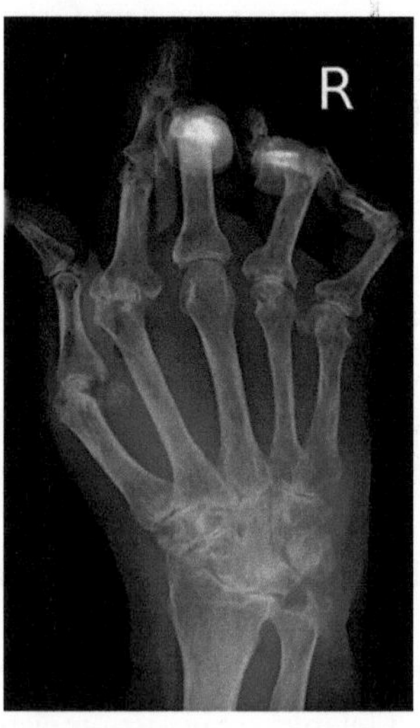

Abb. 12.1 Röntgenbild einer Rheumahand. (Aus Roth 2021)

13

Bakterielle Arthritis und eitrige Arthritis

Eine bakterielle Arthritis kann entstehen, wenn Keime in das Gelenk gelangen. Dies kann durch Verletzungen oder auch ärztliche Eingriffe passieren. Bakterien können aber auch über das Blut in die Gelenke gelangen. Eine akute bakterielle Arthritis ist ein medizinischer Notfall. Denn Gelenke können im schlimmsten Fall innerhalb von Stunden zerstört werden. Es können alle Gelenke betroffen sein, meist sind es Schulter, Knie, Hüfte, Finger-, Hand- und Zehengelenke.

Außer den bereits beschriebenen Symptomen kann es zu Müdigkeit, Fieber und einer allgemeinen Schwäche kommen.

Eine kompakte Übersicht zu konservativen Therapien bei Arthritis

- Bewegung und Physiotherapie: regelmäßige, gelenkfreundliche Belastung (z. B. moderates Kardiotraining, Kraft- und Koordinationstraining)

P. Roth, *Konservative Orthopädie und Unfallchirurgie*,
https://doi.org/10.1007/978-3-662-72933-5_13

- Gelenkmobilisation, Dehnung, Muskelaufbau rund um das betroffene Gelenk
- Schmerz- und Entzündungsmanagement: gezielte Analgesie gemäß ärztlicher Vorgabe (NSAID, ggf. Paracetamol)
- Topische Präparate (z. B. Diclofenac- oder Capsaicin-Salbe) für betroffene Regionen
- Wärmeanwendungen oder kalte Anwendungen je nach Befund
- Gewichtsreduktion bei Übergewicht: entlastet v. a. Knie- und Hüftgelenke
- Ergonomie und Alltagsanpassungen: schonende Bewegungsformen, Hilfsmittel, Haltungstraining
- Ergänzende Therapien: Orthesen, Tape, Schlingentechniken bei Bedarf
- Manuelle Therapie/Osteopathie als ergänzende, koordinierte Maßnahmen
- Mikrotraumatherapie, ggf. regenerative Ansätze je nach Befund (z. B. Hyaluronsäure-Injektionen) in ärztlicher Abklärung
- Knorpel- und Gewebetherapien: nichtoperative Optionen wie Hyaluronsäure, ggf. PRP oder Mikrofrakturierung nur in spezialisierten Zentren
- Monitoring und Anpassung: regelmäßige ärztliche Kontrolle, Bildgebung nach Bedarf, individuelle Anpassung der Therapie, insbesondere die Antibiose

Grenzen der konservativen Therapie

- Bei besonders aggressiven Erregern oder bei multiresistenten Stämmen.
- Schon geringe Verzögerung bei Therapiebeginn kann zu irreversiblem Knorpel-/Knochenverlust führen.
- Injektionen oder nur lokale Therapien ohne systemische Behandlung sind insuffizient.

- Abschätzung von Befund, Erreger, Antibiotika-Empfindlichkeit nötig; ungeeignete oder grob falsche Therapie verschlimmert Schäden.
- Operative Intervention (Drainage, Arthroskopie, ggf. Arthrotomie) wird oft zeitnah benötigt, wenn keine ausreichende Spülung bzw. antimikrobielle Behandlung greift. Komorbiditäten (z. B. Gelenkersatzrisiko, Immunsuppressiva-Zustände) beeinflussen die Wirksamkeit konservativer Maßnahmen.

14

Rheumatoide Arthritis und Rheuma

Der Begriff „Rheuma" kommt aus dem Altgriechischen und bedeutet „Fluss". Wahrscheinlich hat das Krankheitsbild diesen Namen bekommen, weil der Schmerz als „reißend und ziehend" beschrieben wird.

Rheuma an sich ist keine „eigenständige" Krankheit. Man spricht heute vom „rheumatischen Formenkreis". Damit gemeint sind über 100 unterschiedliche (rheumatische) Erkrankungen. Alle haben gemeinsam, dass sie schmerzhaft sind und den Bewegungsapparat betreffen. Dazu gehören 206 Knochen und über 400 Muskeln, Sehnen, Bänder und Gelenke.

Die rheumatischen Krankheiten werden in vier Gruppen unterteilt:

1. Entzündlich-rheumatische Krankheiten
2. Degenerative Gelenk- und Wirbelsäulenerkrankungen
3. Chronische Schmerzsymptome des Bewegungsapparats
4. Stoffwechselbedingte rheumatische Krankheiten

© Der/die Autor(en), exklusiv lizenziert an Springer-Verlag GmbH, DE, **47** ein Teil von Springer Nature 2026
P. Roth, *Konservative Orthopädie und Unfallchirurgie*,
https://doi.org/10.1007/978-3-662-72933-5_14

Außer den bereits in den vorherigen Kapiteln beschriebenen Krankheiten gehört zum rheumatischen Formenkreis auch noch Morbus Bechterew (fortschreitende Versteifung der Wirbelsäule) und Vaskulitis (Entzündung der Blutgefäße). Es handelt sich hierbei um eine systemische autoimmune Erkrankung, die – trotz dass sie den Bewegungsapparat nicht betrifft – dem rheumatischen Formenkreis zugeordnet wird, und die Kollagenosen (Erkrankungen des Bindegewebes, die Organe schädigen können, wie z. B. Lupus erythematodes).

Bei der rheumatischen Arthritis ist der Verlauf schubweise. Die Gelenkschmerzen treten auch in Ruhe auf. Morgens sind die Gelenke (oft auch über Stunden) steif. In der Regel handelt es sich um eine Polyarthritis, meist der gleichen Gelenke in beiden Körperhälften. Es können sich Rheumaknoten bilden, oft an Fingern oder am Ellenbogen. Weitere mögliche Symptome sind z. B. Nachtschweiß, Fieber, Müdigkeit oder auch Gewichtsverlust.

Medikamentöse Therapie

Man kann diese Form der Arthritis mit Medikamenten behandeln, um den Verlauf zu verlangsamen oder gar aufzuhalten. Die Behandlung sollte so früh wie möglich beginnen, damit die Gelenkschäden möglichst geringgehalten werden können.

Die sogenannte Basistherapie unterscheidet sich in drei Gruppen:

1. Synthetische, krankheitsmodifizierend wirkende Medikamente
2. Biologische, krankheitsmodifizierend wirkende Medikamente (Biologika)
3. Gezielt wirkende synthetische, krankheitsmodifizierend wirkende Medikamente (JAK-Inhibitoren)

Zu diesen Basismedikamenten zählen alle Medikamente, die nicht nur die Schmerzen lindern, sondern auch die Gelenkzerstörung verzögern oder aufhalten. Werden diese in den ersten drei Monaten nach Ausbruch der Krankheit eingenommen, sind sie nachhaltiger wirksam, als zu einem späteren Zeitpunkt. Dann kommt die Erkrankung bei 50–80 % aller Patienten zum Stillstand.

Bei Einnahme synthetischer Basismedikamente muss regelmäßig eine Blutuntersuchung stattfinden. Leber- und Nierenwerte sind besonders wichtig. In seltenen Fällen kann es zu Knochenmarkschädigungen, zur Verminderung der roten Blutkörperchen oder zur Minderung der Nierenfunktion kommen.

Die sogenannten Biologika sind gentechnisch hergestellte Abwehrstoffe, wie z. B. Antikörper, die ganz speziell gegen bestimmte Entzündungsbotenstoffe gerichtet sind oder bestimmte Rezeptoren in Immunzellen hemmen. Der große Vorteil der Biologika ist, dass ihre Wirkung früher eintritt, nämlich schon nach ca. 2–4 Wochen. Diese Art der Therapie kann die Knochenzerstörung deutlich besser aufhalten als synthetische Therapien. Es ist nur noch ein minimales, unbedeutsames Fortschreiten erkennbar.

- Zusätzlich zur Basistherapie sollte der Patient zum Physiotherapeuten gehen. Krankengymnastik, Bewegungsübungen für zu Hause, die man nach Anleitung der Physiotherapeuten durchführt, sowie Bewegungsbäder unterstützen den Heilungsprozess.
- Orthopädische Hilfsmittel wie Schienen, Orthesen und Verbände helfen ebenfalls und sollten gerade in der akuten Phase im Gegensatz zur Physiotherapie genutzt werden.
- Von Wärmebehandlungen wie Fango oder Moor sollte abgesehen werden, wenn die Entzündung sehr aktiv ist.

Bei leichtgradigen Gelenkentzündungen können aber Wärmebehandlungen mit einem Kirschkernkissen als angenehm empfunden werden.

- Kältebehandlungen mit Kryopackungen wirken bei einer ausgeprägten rheumatischen Arthritis meist sehr gut.
- Die Ergotherapie hilft Patienten zu lernen, wie alltägliche Verrichtungen gelenkschonend durchgeführt werden können oder auch, welche Hilfsmittel es für den Alltag gibt.
- Weitere Behandlungsmethoden sind die Hochfrequenztherapie sowie Mittel- und Niederfrequenzstrom, Ultraschall und Infrarotbestrahlung.

Grenzen der konservativen Therapie
- Anhaltende Gelenkschmerzen, Entzündung und Funktionseinschränkung trotz optimierter medikamentöser Therapie (DMARDs/Biologika) und physikalischer Maßnahmen
- Fortschreitende Gelenkzerstörung sichtbar im Röntgenbild oder durch MRT, die zu Deformitäten, Instabilität oder Ausfällen führt
- Akute oder chronische Gelenkdegeneration, die zu schweren Beeinträchtigungen des Alltags- oder Arbeitslebens führt
- Unklare oder wiederkehrende Gelenkinfektionen bzw. Schleimhaut-/Sehnenscheidenentzündungen, die operativ kontrolliert werden müssen
- Knochenerosionen, z. B. bei Hand- oder Fußgelenken, die die Greif- und Funktionsfähigkeit stark beeinträchtigen
- Instabilitäts-/Weichteilprobleme, die konservativ nicht mehr beherrschbar sind.

15

Psoriasis-Arthritis

Psoriasis bedeutet Schuppenflechte. Bei manchen Patienten mit Psoriasis -Arthritis kommen zu den Veränderungen an Haut und Nägeln auch Gelenkentzündungen hinzu. Häufig beginnt diese Krankheit am Kniegelenk. Sie kann sich aber auch auf die anderen Gelenke des Körpers ausweiten, auch im Bereich des Beckens oder der Wirbelsäule.

Anfangs sind oft nur die Gelenke einer Körperseite betroffen, die Morgensteife kommt selten vor. Die Gelenke sind meist nicht überwärmt.

Kommt es zu einer Psoriasis-Arthritis, bestehen häufig Rückenschmerzen. Auch Augenentzündungen, die unbehandelt zur Blindheit führen können, sind möglich.

Die Behandlung erfolgt hier ebenfalls medikamentös durch Basistherapie und Biologika, zusätzlich können Massagen sowie Physio- und Ergotherapie helfen.

© Der/die Autor(en), exklusiv lizenziert an Springer-Verlag GmbH, DE, **51**
ein Teil von Springer Nature 2026
P. Roth, *Konservative Orthopädie und Unfallchirurgie*,
https://doi.org/10.1007/978-3-662-72933-5_15

16

Gicht

Gicht ist eine Stoffwechselstörung. Bei dieser Krankheit erhöht sich die Harnsäurekonzentration im Blut (Hyperurikämie). Harnsäure entsteht, wenn der Körper die sogenannten Purine abbaut. Purine kommen zum einen in unserer Nahrung vor (besonders in Fleisch, Wurst und Innereien). Purine sind aber auch normale Bausteine unserer Körperzellen. Das heißt, dass Purine auch immer beim Abbau oder Zerfall von Zellen frei werden.

Man unterscheidet zwischen der primären und der sekundären Form. Bei der primären Form scheidet die Niere weniger Harnsäure aus als nötig. Selten ist ein Enzymdefekt die Ursache.

Die sekundäre Form ist eine Folge anderer Krankheiten oder Störungen, beispielsweise bei Blutkrankheiten, bei denen Zellen abgebaut werden (z. B. Leukämie), bei Nierenerkrankungen oder auch durch bestimmte Medikamente. Mit der Harnsäure kommt es zu Harnsäurekristallen.

© Der/die Autor(en), exklusiv lizenziert an Springer-Verlag GmbH, DE, **53**
ein Teil von Springer Nature 2026
P. Roth, *Konservative Orthopädie und Unfallchirurgie*,
https://doi.org/10.1007/978-3-662-72933-5_16

Die Harnsäurekristalle lagern sich u. a. in Schleimbeuteln, in der Haut, Sehnen und im Ohrknorpel ab. Vor allem an der Ohrmuschel, im gelenk oder seiner Umgebung, können sich sichtbare Knötchen bilden. Man nennt die Befunde Gicht-Tophi. Gicht-Tophi sind größere Verklumpungen von Harnsäurekristallen, die dank moderner Therapien heute aber kaum noch vorkommen. Aber auch in der Niere können sich die Kristalle ablagern. Bleibt die Gicht unbehandelt, kommt es zu Nierensteinen und Nierenschäden.

Zu einer Gichtarthritis (Arthritis urica) kommt es, wenn sich Harnsäurekristalle in den Gelenken ablagern. Etwa 80 % der Patienten sind Männer, meist tritt die Krankheit im Alter zwischen 40 und 60 Jahren auf. Frauen bekommen die Gicht in der Regel nicht vor den Wechseljahren. Dies ist vermutlich hormonell bedingt.

Bei den meisten Patienten gibt es eine angeborene Neigung zu einem erhöhten Harnsäurespiegel im Blut. Es gibt allerdings verschiedene Faktoren, mit denen man einen Ausbruch der Gicht fördert. Dies sind z. B. andere Krankheiten (Bluthochdruck, Diabetes mellitus etc.), Medikamente, ungesunde Ernährung, Übergewicht, ungünstige Blutfettwerte und Bewegungsmangel.

Bei übergewichtigen Patienten ist aber von Radikaldiäten oder vom schnellen Fasten abzuraten. Eine Gewichtsabnahme ist durch gesunde, fettarme Ernährung und Bewegung am besten.

Der akute Gichtanfall tritt sehr oft in der Nacht oder den frühen Morgenstunden auf. Die Entzündung betrifft meist das Grundgelenk des großen Zehs, seltener das Sprunggelenk oder das Knie.

Sie führt zu ungewöhnlich starken Schmerzen, Rötung der Haut, Überwärmung des Gelenks und Schwellungen. Bei einem akuten Gichtanfall können außerdem Fieber und Schüttelfrost hinzukommen.

Gerade am Anfang – ohne Therapie auch im weiteren Verlauf – kommt es zu extrem heftigen Schmerzattacken. Auslöser hierfür sind oft zu viel (fettes) Essen oder zu starker Alkoholgenuss.

Um die Schmerzen zu lindern und die Schwellungen zu vermindern, sollte man das betroffene Körperteil hoch lagern und kühlen. Des Weiteren sollte man viel trinken.

Eine gesunde Ernährung, ein gesunder Lebensstil und Medikamente helfen dabei, den Harnsäurewert zu senken. Somit lassen sich Gichtattacken vermeiden und man beugt Komplikationen vor, die bei einer chronischen Gicht drohen.

17

Chondrokalzinose (Pseudogicht)

Chondrokalzinose und mögliche orthopädische Therapien. Insbesondere nicht operative Verfahren stehen im Vordergrund.

Allgemeine Grundsätze
- Schmerz- und Funktionsreduktion, Entzündungshemmung, Verbesserung der Beweglichkeit
- Belastung anpassen, Alltags- und Sportaktivitäten moderat gestalten
- Ziel: Schonung schmerzhafter Strukturen, Vermeidung von Verschlechterung und Versteifung

Nichtoperative Therapien
- Physikalische Therapien: Kälte-/Wärmeanwendungen, TENS, Ultraschall, manuelle Techniken zur Schmerzlinderung und Muskellockerung
- Physikalische Übungen: gezieltes Schulter-/Rumpf- und Core-Training, Dehnübungen, zur Verbesserung der Beweglichkeit und zur Stützung der Gelenke

© Der/die Autor(en), exklusiv lizenziert an Springer-Verlag GmbH, DE, **57**
ein Teil von Springer Nature 2026
P. Roth, *Konservative Orthopädie und Unfallchirurgie*,
https://doi.org/10.1007/978-3-662-72933-5_17

- Medikamentöse Therapie: Analgetika/NSAR bei akuten Schmerzen, ggf. kurzzeitige systemische Glukokortikoid-Injektionen in schmerzhaften Phasen (mit ärztlicher Abwägung)
- Injektionen: Lokalanästhetikum mit Kortikosteroid in subakuten Phasen können Entzündung reduzieren; kalziumhaltige Ablagerungen reagieren oft unterschiedlich, Injektionen haben begrenzte Langzeitwirkung.
- Physikalische Maßnahmen: Stoßwellenbehandlung in manchen Fällen (je nach Befund) oder Traktions-/stützende Therapien
- Orthese/modulare Hilfen: Schulterbandagen, Arm-/Handschienen bei relevanten Befunden
- Spezifische Maßnahmen je Befund
- Schulter (Tuberculum- oder Rotatorenmanschetten-betonte Kalkschulter)
- Arthrosonographie/MRT zur Lokalisation
- Schonende Rehabilitationsprogramme, ggf. subakute Stoßwellen oder Ultraschallführung bei Injektionen
- Ellbogen, Knie, Handgelenk oder andere Gelenke
- Gelenkschonende Übungsprogramme, entzündungshemmende lokale Behandlung, ggf. mobile Hilfsmittel
- Schulter-/Sehnen(scheiden)entzündung
- Spezifische Lockerungsübungen, Therapien zur Verbesserung der Biomechanik

Operative Optionen (selten notwendig, bei bestimmten Indikationen)
- Entfernung der Kalziumablagerungen (Kalzinochrondrektomie) in belasteten Bereichen, wenn konservative Therapien ineffektiv bleiben
- Teilresektion von Kalkablagerungen bei persistierenden Schmerzen und Funktionsverlust, ggf. kombiniert mit Sehnenreparatur

- Endoskopische oder minimal-invasive Methoden je nach Lokalisation
- Monitoring und Nachsorge
- Verlaufskontrollen alle 6–12 Wochen im Akutfall, längerfristig je nach Symptomatik
- Bildgebung nur bei veränderten Beschwerden oder Verdacht auf Komplikationen

18

Gelenkchondromatose

Gelenkchondromatose (synoviale Chondromatose, auch pigmentierte villonoduläre Synovitis in bestimmten Formen) ist eine Erkrankung der Gelenkinnenhaut, bei der sich knorpelige Ablagerungen bilden und wiederkehrende Entzündungen/Beschwerden verursachen können. Mögliche orthopädische Therapien richten sich nach Lokalisation, Schweregrad und Beschwerden.

- Ziel: Schmerzreduktion, Entzündungshemmung, Verbesserung der Beweglichkeit, Vermeidung von Gelenkverschleiß bzw. Instabilität
- Belastung moderat anpassen, Aktivitätsniveau möglichst schmerzarm halten
- Frühzeitige Kontrolle, um Rückfälle oder Gelenkveränderungen zu verhindern

© Der/die Autor(en), exklusiv lizenziert an Springer-Verlag GmbH, DE, **61** ein Teil von Springer Nature 2026
P. Roth, *Konservative Orthopädie und Unfallchirurgie*,
https://doi.org/10.1007/978-3-662-72933-5_18

Nichtoperative Therapien
- Physikalische Therapien: Wärme/Kälte, TENS, Elektrotherapie, Ultraschall zur Schmerzlinderung und Beweglichkeit
- Spezifisches Gelenktraining: gezieltes Muskelaufbautraining, Beweglichkeits- und Core-Stabilisation, Schonung schmerzhafter Bereiche
- Medikamentöse Behandlung: Analgetika/NSAR für akute Schmerzen; ggf. lokale Kortikosteroid-Injektionen in subakuten Phasen zur Entzündungsreduktion (mit ärztlicher Abwägung)
- Injektionstherapie: Hyaluronsäure oder andere lokale Präparate je nach Befund; Biologika eher selten und individuell entschieden
- Arthro- und Gelenkinjektionen: in manchen Fällen kurze entzündungshemmende Maßnahmen; Langzeitwirkung begrenzt
- Orthese/Stützen: je nach betroffener Gelenkregion unterstützende Bandagen oder Schienen
- Spezifische Maßnahmen je Befund/Gelenk
- Knie/Schulter/Hüfte/Handgelenk etc.: je nach Lokalisation angepasstes Rehabilitationsprogramm, ggf. gelenkschonende Bewegungen, modifizierte Alltagsaktivitäten
- Lokale Resektionsversuche: wenn Einblutungen die Beschwerden stark beeinflussen, werden konservative Maßnahmen priorisiert.

Operative Optionen (selten notwendig)
- Arthroskopische Entfernung von synovialen Protuberanzen oder Knorpelablagerungen (Synovektomie/Resektion) bei wiederkehrenden Beschwerden oder fortschreitender Einschränkung
- Teilresektion oder Synovektomie mit Fokus auf belastete Bereiche; in seltenen Fällen Gelenkersatz (Prothese) bei schweren Schäden

- Wiederholte Eingriffe je nach Verlauf möglich
- Monitoring und Nachsorge
- Regelmäßige Verlaufskontrollen (alle 3–6–12 Monate) je nach Aktivität und Beschwerden
- Bildgebung (MRT/Ultraschall) vor allem bei Verdacht auf Neubefund oder Fortschreiten einer Erkrankung
- Anpassung der Therapie basierend auf Symptomatik und Funktionsgrad

19

Osteomyelitis

Ziel der Therapie ist es, Infektion auszuschalten, Ausbreitung zu verhindern, Schmerz zu lindern, Funktion zu erhalten, Komplikationen wie Sepsis oder Knochenverlust zu vermeiden.

Grundlagen der Behandlung

- Diagnostik: klinische Zeichen (Fieber, lokaler Schmerz, Rötung), Labor (Entzündungswerte wie CRP, Leukozyten), Bildgebung (Röntgen, MRT ist sehr sensitiv für frühe Stadien), Mikrobiologische Befunde durch Knöchel-/Knochenmark- oder Wundabstriche (oder Biopsie bei Verdacht auf Resistenz)
- Erregerbestimmung: Blutkulturen, Abstriche aus betroffenen Geweben, Biopsie bei fehlendem Ansprechen
- Schweregrad einschätzen: akute versus chronische Osteomyelitis, mikrobieller Erreger (*S. aureus*, MRSA, gramnegative Bakterien, Tuberkulose etc.), Risikofaktoren (Diabetes mellitus, vaskuläre Erkrankungen, offene Wunden, Implantate)

© Der/die Autor(en), exklusiv lizenziert an Springer-Verlag GmbH, DE, ein Teil von Springer Nature 2026
P. Roth, *Konservative Orthopädie und Unfallchirurgie*,
https://doi.org/10.1007/978-3-662-72933-5_19

- Therapiespektrum: antimikrobielle Therapie, initiale empirische intravenöse Antibiotikatherapie, danach zielgerichtet nach Kulturbefund
- Dauer: typischerweise 4–6 Wochen bei akuten Infektionen; bei implantierter Prothese oder chronischer Osteomyelitis oft länger (bis 6–8 Wochen oder mehr), ggf. länger bei Knochenabschnitten

Optionen nach Erreger

- Staphylokokken (inkl. MRSA): Vancomycin, Linezolid oder Daptomycin, oder alternativ Nafcillin/Oxacillin bei MRSA; bei Osteomyelitis oft längere i.v.-Therapie
- Gramnegative Erreger: je nach Sensitivität, oft Kombinationen oder gezielte Monotherapie
- Anaerobier: ggf. Ampicillin-Sulbactam, Clindamycin, oder Carbapeneme je nach Befund
- Tuberkulöse Osteomyelitis: standardmäßige antituberkulöse Therapie über Monate
- Lokale Therapie
- Antibiotikahaltige Implantate- oder Wundauflagen in manchen Fällen sinnvoll
- USA/Europa: Rifampicin bei stabilem Implantat in Kombination mit anderen Antibiotika bei Staphylokokken-Infektionen

Grenzen der konservativen Therapie

- Nichtresorbierbare oder schlecht heilende Abszesse bzw. Eiteransammlungen im Knochen oder umgebenden Geweben
- Persistente oder zunehmende Infektion trotz ausreichender, längerer antibiotischer Behandlung
- Umfangreiche Knochennekrose, Knochenschwund oder Gangrän, die das Infektionsfeld vergrößern

- Instabilität oder Fehlwinkel/Frakturen bedrohlicher Stellung durch Infektion
- Débridement: operative Entfernung nekrotischen oder infizierten Gewebes; oft zentrale Maßnahme
- Wiederherstellung/knochennahe Versorgung: Spülungen, Drainagen, temporäre externe Fixierung oder definitive Knochensicherung
- Knöcherne Rekonstruktion bei Defekten, Versorgung von Abszessen, Entfernung von infizierten Implantaten bei Therapieversagen
- Nekrose oder Gangrän erfordert oft frühzeitige Operation
- Lokale Therapien und unterstützende Maßnahmen
- Wundmanagement, Drainage, hyperbare Sauerstofftherapie in bestimmten Fällen (insb. diabetische Amputationspräventionsfälle)
- Optimierung zugrunde liegender Erkrankungen (Diabeteskontrolle, Durchblutungsverbesserung, Nikotinverzicht)
- Multiresistente Erreger erhöhen Behandlungskomplexität.
- Chronische Osteomyelitis kann persistieren trotz Therapie aufgrund von Biofilmen oder schlecht durchblutetem Knochengewebe.
- Implantate oder Fremdkörper: Infektion kann sich um Implantate herum verfestigen; oft Entfernung von Implantaten notwendig.
- Therapietreue-, Nebenwirkungs- und Verträglichkeitsprobleme (GI, Nierenfunktion, Leberwerte, Allergien) können Behandlungsdauer einschränken.
- Komorbiditäten (Diabetes mellitus, vaskuläre Erkrankungen, Immunsuppression) verringern Heilungschancen.
- Späte Diagnostik oder verzögerter Beginn erhöht Risiko von Sepsis oder Knochenverlust.

- Akute Osteomyelitis ohne Implantat: aggressive Antibiotikatherapie + ggf. chirurgische Reinigung
- Akute/chronische Osteomyelitis mit Implantaten: oft Débridement + Implantatentfernung + längere Antibiotikatherapie
- Diabetische Fußosteomyelitis: Kombination aus Wundmanagement, Infektbehandlung, Revaskularisation falls möglich
- Tuberkulöse Osteomyelitis: spezifische antituberkulöse Therapie über Monate

20

Wirbelsäule

Der Großteil der Wirbelsäulenleiden lässt sich oft gut mit konservativen Maßnahmen behandeln, und das aus mehreren Gründen:

Häufig sind Wirbelsäulenschmerzen Funktionsstörungen und nur vorübergehend. Durch Anpassungen der Belastung sind die Wirbelsäulenschmerzen gut kontrollierbar. Selten sind Wirbelsäulenschmerzen durch Unfälle bedingt oder Folge eines nicht unfallbedingten monokausalen Vorganges.

Viele Probleme beruhen auf Muskelverspannungen, Fehlstellung oder Überlastung statt auf schweren strukturellen Schäden; hier helfen Physiotherapie, Beweglichkeit, Rückenstärkung und Ergonomie oft ohne Operation (Abb. 20.1).

Operative Eingriffe bringen Risiken (Infektionen, Nervenschäden, etc.) und sind nicht immer besser als eine konservative Behandlung. Bei vielen Patienten stabilisieren oder verbessern sich die Beschwerden auch ohne Operation.

© Der/die Autor(en), exklusiv lizenziert an Springer-Verlag GmbH, DE, **69** ein Teil von Springer Nature 2026
P. Roth, *Konservative Orthopädie und Unfallchirurgie,*
https://doi.org/10.1007/978-3-662-72933-5_20

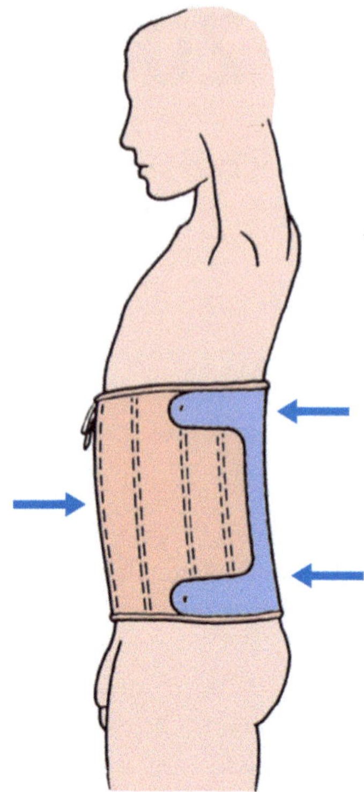

Abb. 20.1 Lumbalorthese. (Aus Grifka 2021)

- Langfristige Erholung: Nicht selten verbessern sich Beschwerden mit regelmäßigen Übungen, Gewichtsmanagement und Schmerz-/Entzündungsmanagement; das vermeidet häufig unnötige operative Risiken.
- Individualisierung: Der Orthopäde bewertet Befund, Beschwerden und Funktion, priorisiert schonende, risikoarme Maßnahmen und reserviert operative Optionen für klare Indikationen (neurologische Ausfälle, fortschreitende Instabilität, Deformität, refraktäre Schmerzzustände).

Grenzen der konservativen Therapie
- Bei Wirbelsäulenschmerzen hängt der Operationsgrund sehr von der Ursache ab.
- Grundsätzlich operiert man in der Regel erst, wenn konservative Maßnahmen nicht mehr helfen oder klare, strukturelle Probleme vorliegen, die eine Operation sinnvoll machen. Typische Indikationen (je nach Ursache) sind:
  - Akute oder fortschreitende neurologische Ausfälle (z. B. radikuläre Schmerzen, Muskelschwäche, Lähmungen), die auf eine Nervendrucksituation hinweisen (Bandscheibenprolaps, Spinalkanalstenose, Instabilität)
  - Starke, anhaltende Schmerzen trotz ausgiebiger konservativer Therapie (Physiotherapie, Schmerzmittel, Injektionen) über mehrere Monate
  - Fortlaufende Instabilität der Wirbelsäule oder fortschreitende Deformitäten (z. B. Skoliose mit Funktionsverlust)
  - Instabile Wirbelkörperfrakturen oder Frakturen mit Risiko für weitere Schäden
  - Wenn Wirbelsäuleninfektionen oder Tumoren die Stabilität oder neurologische Versorgung gefährden
  - Schwerwiegende Verengungen des Spinalkanals, die nicht ausreichend mit weniger invasiven Maßnahmen beherrscht werden können

21

Osteoporose und Osteopetrose

Um die beiden Erkrankungen abzugrenzen, wird auf die unterschiedliche Genese verwiesen:

Ursache
- Osteopetrose: genetisch bedingte Störung der Knochenresorption und -remodellierung → Verdickung und Versteifung der Knochen (dichte Knochen), aber brüchig/fragil
- Osteoporose: Abnahme der Knochenmasse und -struktur durch unzureichende Knochenbildung bzw. über erhöhte Knochenresorption → dünne, brüchige Knochen

Erscheinungsbild der Knochen
- Osteopetrose: erhöhte Knochendichte mit gesteigerter Fragilität; Knochen können spröde sein trotz hoher Dichte
- Osteoporose: verringerte Knochendichte; Mikroarchitektur geschädigt

© Der/die Autor(en), exklusiv lizenziert an Springer-Verlag GmbH, DE, **73** ein Teil von Springer Nature 2026
P. Roth, *Konservative Orthopädie und Unfallchirurgie*,
https://doi.org/10.1007/978-3-662-72933-5_21

Verteilung/Betroffene Regionen

- Osteopetrose: häufig Proximalregionen der Langknochen, Schädelbasis, Wirbelkörper; schwere Formen können Kindesalter betreffen
- Osteoporose: Wirbelkörper, Hüfte (oberes Femurhals), Hand- und Unterarmknochen, allgemein langknochige Knochen

Symptome/Komplikationen sind unterschiedlich

- Osteopetrose: Knochenschmerzen, Nervenkompression durch enge Foramina, Anämie, Splenomegalie, Wachstumsstörung; Frakturen trotz erhöhter Knochendichte
- Osteoporose: Frakturen v. a. Wirbelkörperfrakturen, Hüftfrakturen, Schenkelhals

Therapieoptionen

- Osteopetrose: Medikamentöse Ansätze sind individuell stark abhängig von Genetik und Schweregrad; es gibt keine allgemeine Heilung.
- Symptomatische Behandlung: Schmerzmanagement, Behandlung von Komplikationen (Nervenkompression, Anämie)
- Spezialisierte Zentren: genetische Beratung, Meldung von genetischen Therapien oder klinischen Studien
- Unterstützende Maßnahmen: Physiotherapie, Bewegungs- und Muskelaufbau, Ernährungsoptimierung
- Osteoporose: Medikamente zur Knochensubstanz:

  - Antiresorptiva: Bisphosphonate, Denosumab; ggf. SERMs in bestimmten Fällen
  - Anabolikaplatten: Teriparatid/Abaloparatid bei hohem Frakturrisiko
  - Lebensstil: adäquate Zufuhr von Kalzium- und Vitamin D, regelmäßige belastungsarme bis -intensive Aktivitäten, Sturzprophylaxe (Abb. 21.1)

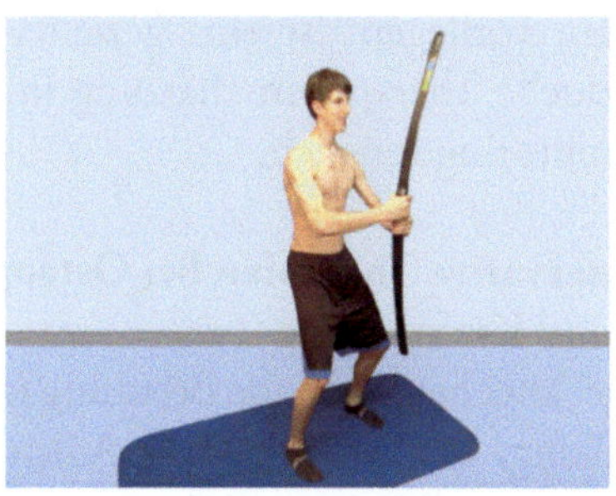

Abb. 21.1 Powerblade bei Osteoporose. (Aus Mayer und Siems 2019)

- Knochenschutzmaßnahmen: Hausanpassungen, Hilfsmittel, Gleichgewichtstraining, Pronationstraining
- Monitoring: DXA-Dichtemessung, Labordiagnostik (Kalzium, Vitamin D), Nierenfunktion
- Behandlung begleitender Erkrankungen, die Knochenschwund fördern (Hormonstatus, Hyperthyreose, Medikation)
- Nicht alle Formen profitieren von Knochenmarktransplantation; hohe Risiken
- Symptomorientierte Therapie oft nötig; Langzeitresultate variieren
- Osteoporose: Medikamente senken Frakturrisiko, bieten aber keinen vollständigen Schutz
- Nebenwirkungen und Therapietreue beeinflussen Erfolg (z. B. GI-Beschwerden bei Bisphosphonaten, seltenere Infusionsreaktionen bei Denosumab)
- Fortgeschrittene Frakturen oder sehr hohes Frakturrisiko können trotz Therapie auftreten.
- Manche Risikofaktoren (Alter, Fragilität, Multimorbidität) limitieren den Nutzen einzelner Therapien.
- Die Form der Osteopetrose wie Genmutation, Alter, Symptome und ob konkrete Regionen des Körpers oder

Frakturrisiken vorliegen, ist eine gezielte, konservative bzw. individuelle Therapieeinschätzung inklusive Grenzen und Monitoring möglich.

Zentrale konservative Therapien bei Osteoporose
- Bewegung und Krafttraining
- Regelmäßige, knochenstärkende Belastung (z. B. Walking, Nordic Walking, Krafttraining mit Anleitung) Gleichgewichts- und Koordinationstraining zur Sturzprävention
- Ernährung und Gewichtsmanagement
- Ausreichende Kalzium- und Vitamin-D-Zufuhr (Verringerung des Sturzrisikos; ggf. Supplementierung nach ärztlicher Empfehlung) Gesunde, ballaststoffreiche Ernährung; moderates Gewichtsmanagement bei Übergewicht
- Sturzprävention und Alltagsanpassungen
- Sturzrisiko minimieren: rutschfeste Schuhe, Treppenhilfen, ausreichende Beleuchtung Gehstock oder Gehhilfe bei Bedarf; rutschfeste Bodenbeläge
- Medikamentöse Behandlung (ohne Operation)
- Epidemiologisch etablierte Antiresorptiva (z. B. Bisphosphonate) oder andere Osteoporose-Medikamente nach ärztlicher Indikation.
- Schmerzmanagement bei Frakturen oder schmerzhaften Bereichen nur nach ärztlicher Vorgabe.
- Osteopathie/Manualtherapie
- Ergänzend möglich, koordiniert mit der Behandlung, Fokus auf Schonhaltungen und Funktionsverbesserung; nicht primäre Therapie
- Vitamin-D-Gabe
- Messung des Vitamin-D-Spiegels und Supplementierung bei Defizit, je nach ärztlicher Empfehlung
- Regelmäßige Kontrollen
- Knochenmineraldichte (DXA), Risikofaktoren, Therapiekontrolle und Anpassung der Maßnahme

Grenzen der Therapie

Osteopetrose: keine universell wirksame Heilung; Behandlung stark vom Genotyp abhängig

Knochenmarktransplantation kann in einigen seltenen, schweren Formen erwogen werden, da sie die Dysregulation der Knochenumbauvorgänge beeinflussen kann; Risikoabwägung notwendig.

Osteoporosefolgen sollten operativ in bestimmten, klaren Situationen behandelt werden.

Grundsätzlich gilt: Operationen dienen meist der Schmerzreduktion, Stabilisierung oder Korrektur von Strukturschäden, wenn konservative Therapien nicht ausreichen oder akute Komplikationen drohen.

Typische Indikationen: instabile Frakturen oder zunehmende Fehlstellungen bei Wirbelkörper- oder Hüftfrakturen, die das Gewebe oder die Nerven gefährden, sowie verbleibende oder fortschreitende Deformitäten der Wirbelsäule (z. B. schwere Verkrümmung, Instabilität) trotz konservativer Behandlung oder neurologischen Beschwerden, die auf Druck auf Nerven hindeuten.

22

M. Sudeck (CRPS)

Konservative Therapie bei Morbus Sudeck (CRPS) ohne Operation:

Allgemeine Grundsätze

- Frühzeitige, multimodale Therapie angestrebt: Schmerzmanagement, Mobilisation, Funktionstraining
- Schmerzverarbeitung und Reduktion von Schonhaltungen zentral; psychosoziale Begleitung berücksichtigen
- Regelmäßige Verlaufskontrolle (Schmerzintensität, Funktionsumfang, Blutfluss-/Nervensymptome)
- Schmerz- und Funktionsmanagement: Analgetika gemäß ärztlicher Vorgabe z. B. NSAR, Opioide wie Tramadol oder Oxycodon (kurzfristig), ggf. Ergänzung mit adjuvanten Medikamenten wie Antidepressiva/Antikonvulsiva, z. B. Pregabalin, Amitriptylin bei neuropathischen Symptomen, bei starkem Knochenabbau Biphosphonate, bei akuter Entzündung kurzfristig

P. Roth, *Konservative Orthopädie und Unfallchirurgie*,
https://doi.org/10.1007/978-3-662-72933-5_22

Kortikoide wie Prednisolon. DMSO(Dimethylsulfoxid)-Salbe bei Allodynie als Radikalfänger
- Nichtpharmakologische Ansätze: lokale Kühlung/Wärmeanwendung je nach Phase, Wärmebehandlung nur nach ärztlicher Empfehlung
- NMES/physiotherapeutische Maßnahmen zur Muskelaktivierung und Durchblutungsförderung, individuell dosiert
- Frühphasentherapie und Mobilisation: passive Bewegungen in der Akutphase, schonende, schmerzarme Mobilisation; allmähliche Steigerung der Beweglichkeit
- Frühfunktionstraining mit Fokus auf aktiver Ruhestellung vermeiden; schrittweise aktive Übungen gemäß Plan
- Physiotherapie durch qualifizierte Therapeutin/Therapeuten; progressiver Belastungsaufbau, ohne Überlastung

Spezifische Maßnahmen nach Lokalisation
- Hand/Unterarm: sensomotorische Reize, sanfte Dehnungen, laterale Stabilisationsübungen; regelmäßige Beweglichkeitsübungen
- Knie/Fuß: kontrollierte Belastung, Propriozeptionstraining, schmerzarme Geh- und Gleichgewichtsübungen
- Schulter/Arm: skapuläre Stabilisation, kontrollierte Hüft-Gürtel-Stabilisierung; schmerzarme Bewegungsprogramme

Vorbeugung und Risikoreduktion
- Vermeidung von übermäßigen Belastungen und traumatischen Bewegungen in akuten Phasen
- Frühzeitige Behandlung von Schwellungen, Hautveränderungen oder Infektzeichen
- Stressmanagement, Schlafhygiene, ggf. psychologische Unterstützung
- Ärztliche Abklärung ist nötig bei zunehmenden Schmerzen trotz konservativer Maßnahmen, Funktionsverlust, neue neurologische oder vaskuläre Zeichen
- Verschlechterung/Veränderungen der Haut, Ödeme oder Temperaturdifferenzen
- Verdacht auf Infektion oder Komplikationen

23

Sehnenerkrankungen

Allgemeine Grundsätze

- Schonung der belasteten Sehne, Schmerzreiz vermeiden, ggf. Gelenk-/Sehnenkur alignieren
- Ursachenanalyse: Fehlbelastung, Überlastung, Fehlhaltungen; Modifikation von Training/Ausführung
- Entzündliche/akute Phasen
- Schonung, Eisbehandlung 15–20 min mehrmals täglich in den ersten Tagen
- Schmerz-/Entzündungshemmung nach ärztlicher Empfehlung (z. B. NSAR) und je nach Befund

Schmerz- und Funktionsmanagement

- Analgetika oder/ und Physiotherapie nach ärztlicher Vorgabe.
- Übungen mit übermäßigem Schmerz vermeiden; frühe, schmerzdefinierte Bewegungen gemäß Plan.

© Der/die Autor(en), exklusiv lizenziert an Springer-Verlag GmbH, DE, **81** ein Teil von Springer Nature 2026
P. Roth, *Konservative Orthopädie und Unfallchirurgie*,
https://doi.org/10.1007/978-3-662-72933-5_23

Schonende Mobilisation und Rehabilitationsaufbau

- Passive Bewegungen und entzündungsmodulierte Übungen in der Akutphase
- Gezielte, schmerzarme Dehn- und Mobilisationsübungen; allmähliche Steigerung der Belastung
- Isometrische Übungen zuerst, dann fortgeschrittene Exzenter-/isotonische Übungen je nach Zustand
- Physiotherapie/Behandlung durch qualifizierten Therapeuten; progressiver Belastungsaufbau

Spezifische Sehnenbereiche (Beispiele)

- Sehnen des Schultergelenks (z. B. Rotatorenmanschette, LBS-Sehne): Entlastung, schmerzarme Bewegungen, später gezieltes Krafttraining
- Tennis-/Golferellenbogen-Sehne (Epikondylitis): phasengerechte Dehnung, exzentrische Stabilisierung der Unterarmmuskulatur
- Achillessehne/Plantarfaszie: Dehnung, exzentrische Übungen, Lauf- und Belastungsanpassung, Einlagen/Schuhanpassung.
- Sehnen im Knie (Patellasehne): Quadrizeps stärkende Übungen, gradualer Steigerungsplan

Vorbeugung und Risikoreduktion

- Aufwärmen, ausreichend Regeneration, Trainingseventualitäten beachten
- Korrekter Technik- und Trainingsumfang; Belastungssteigerung schrittweise
- Erkennung von Überlastung frühzeitig, Pausen einlegen
- Anhaltende oder zunehmende Schmerzen, Taubheit, Funktionsverlust, Schwellung, Red Flags (Kortikosteroiddosierung, Infektion), plötzliche Verschlechterung

Grenzen der konservativen Therapie

- Tendinopathien oder Sehnenrupturen im Schultergelenk (z. B. Rotatorenmanschette) mit anhaltenden Schmerzen, Funktionsverlust oder neurologischen Ausfällen, trotz Physiotherapie, Schmerzmitteln und Injektionen
- Komplett-/Teilrupturen von wichtigen Sehnen (z. B. Achillessehne, Bizepssehne) mit Funktionsverlust oder drohender Ruptur
- Sehneninstabilitäten oder Sehnengrade, die zu Schmerzen, Entzündungen oder Deformationen führen und ohne Operation nicht besser werden
- Sehnenrupturen im Handgelenk oder Finger, die zu Funktionsverlust führen und konservativ nicht ausreichend therapierbar sind
- Sehnenrekonstruktionen nach Unfällen, bei denen eine funktionelle Wiederherstellung der Kraft wichtig ist

24

Muskelverletzungen und Muskelerkrankungen

Inhaltsverzeichnis

24.1 Konservative Therapien bei Muskelverletzungen......... 85

24.2 Muskelerkrankungen – Möglichkeiten und
      Grenzen der Therapie... 87

24.1 Konservative Therapien bei Muskelverletzungen

- Erstversorgung und Ruhe
- Erst 24–48 h Ruhe geben, ggf. Eispackung 15–20 min mehrmals täglich zur Reduktion von Schwellung und Schmerz (Abb. 24.1).
- Kompression und Hochlagern des betroffenen Muskels können helfen.
- Schmerz- und Entzündungslinderung
- Nichtsteroidale Antirheumatika (NSAIDs) oder Paracetamol gemäß ärztlicher Empfehlung

© Der/die Autor(en), exklusiv lizenziert an Springer-Verlag GmbH, DE, **85**
ein Teil von Springer Nature 2026
P. Roth, *Konservative Orthopädie und Unfallchirurgie*,
https://doi.org/10.1007/978-3-662-72933-5_24

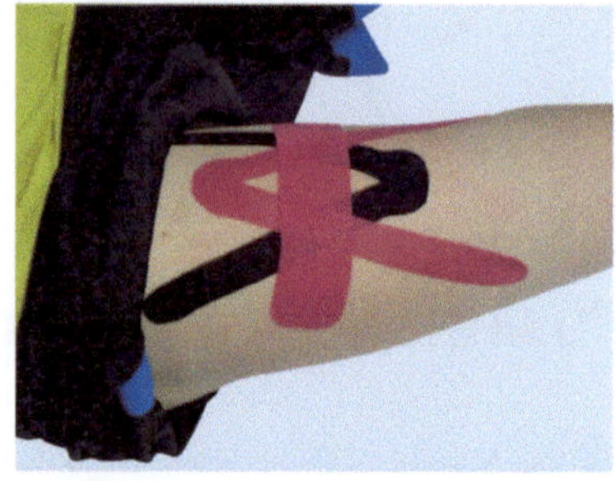

Abb. 24.1 Tape bei Muskelverletzungen. (Aus Mayer und Siems 2019)

- Schmerzmittel nur gemäß Anweisung, nicht über längere Zeit ohne ärztliche Rücksprache
- Gezielte Bewegung und Rehabilitationsaufbau
- Sanfte, schmerzfreie Bewegungsübungen früh beginnen; allmählich Belastung steigern
- Mobilisation der umliegenden Gelenke und Dehnung, um Steifheit zu vermeiden
- Progressiver Muskelaufbau unter Anleitung eines Physiotherapeuten
- Medizinische Begleitung
- Abklärung auf Riss- oder Zerrungsgrad, ggf. bildgebende Diagnostik (Ultraschall, MRT) je nach Verdacht
- Bei schweren Verletzungen oder Verdacht auf Muskelabriss ggf. spezialisierte Therapie oder Pause der Belastung
- Funktionswiederherstellung
- Funktionelles Training: Alltagsbewegungen und sportartspezifische Übungen schrittweise integrieren
- Koordination, Gleichgewicht und Propriozeption verbessern
- Vorbeugung weiterer Verletzungen

- Aufwärmen vor Belastung, angemessene Ausrüstung, regelmäßige Muskelkraft- und Dehnprogramme
- Ergonomische Anpassungen bei Arbeit und Sport
- Grenzen der konservativen Therapie
- Ärztliche Abklärung nötig: Starke Schmerzen, Taubheit, Kompartmentsyndrom, zunehmende Schwellung, Bluterguss, Funktionsverlust oder keine Besserung nach einigen Wochen

24.2 Muskelerkrankungen – Möglichkeiten und Grenzen der Therapie

Ziel der Therapien

- Symptomlinderung, Funktionsverbesserung, Verlängerung der Mobilität und Lebensqualität, Vermeidung von Komplikationen wie Fallschäden, Dyspnoe oder Immobilität
- Verlangsamung des Krankheitsverlaufs, falls möglich, und Behandlung begleitender Beschwerden (Schmerzen, Spastik, Fatigue)

Unterschiede der Erkrankungen

- Muskelkrankheiten mit primärem Muskelbefund (z. B. Muskeldystrophien, myotonische Dystrophien, inflammatorische Myopathien) vs. Muskelerkrankungen mit sekundären Muskelbefunden (z. B. endokrine Myopathien, Stoffwechselerkrankungen)
- Akute vs. chronische Verlaufsformen; Therapieziel variiert je nach Genetik, Entzündungskomponenten und Muskelbeteiligung

Diagnostik-Grundlagen
- Klinik: Muskelschwäche, Muskelkater, Myalgien, Muskelatrophie, Myotonie, Fatigue, Geh- oder Treppenprobleme
- Labor: CK-Spiegel (Muskelzellzerfall), Entzündungsmarker, ggf. Autoantikörper
- Bildgebung: Muskel-MRT zur Zuordnung von Muskelschwund/Veränderungen
- Elektrodiagnostik: EMG/NLG zur Charakterisierung von Myopathie vs. Neuropathie
- Genetik/bioptische Befunde: Muskelbiopsie oder genetische Tests zur Bestimmung der Ursache

Allgemeine Maßnahmen
- Physiotherapie und Ergotherapie zur Erhaltung/Verbesserung der Muskelkraft und Alltagsbelastungen
- Ausdauertraining angepasst an Belastbarkeit
- Atemwegsrehabilitation bei Atemmuskelschwäche
- Gewichtsmanagement, Ernährung, Vitamin- bzw. Supplement-Beratung je nach Ursache
- Medikamentöse Therapien
- Kortikosteroide und andere immunsuppressive/substitutionelle Therapien bei entzündlichen Myopathien
- Kurz- bis mittelfristige Analgetika und Muskelrelaxanzien für Schmerzen/Spastik
- Enzymersatztherapie oder krankheitsmodifizierende Therapien bei bestimmten Stoffwechselerkrankungen (je nach Diagnostik)
- Antioxidantien, Kofaktoren oder spezifische Medikamente je nach Gendefekt (wenn verfügbar)

Spezifische Therapien bei bestimmten Erkrankungen

- Genbasierte oder krankheitsmodifizierende Ansätze bei ausgewählten Muskeldystrophien (je nach Genmutationen)
- Anti-Inflammatory- bzw. Immunsuppressiva-Systemtherapien bei inflammatorischen Myopathien
- Reversed bzw. relaxierende Interventionen
- Botulinumtoxin oder Spastikmanagement bei Spastik, ggf. Physiotherapie zur Dehnung
- Prothetik und Hilfsmittel
- Orthesen, Gehhilfen, Rollstuhl bei fortgeschrittener Schwäche
- Atemhilfen bei Atemmuskelschwäche

Grenzen der konservativen Therapie

- Voraussetzung ist, dass durch eine konservative Therapie keine deutliche Besserung zu erwarten ist oder trotz konservativer Therapie nach 12 Monaten keine Funktionsverbesserung besteht.
- Chirurgische Optionen: Korrekturen bei schweren Fehlhaltungen, Tenotomien oder Muskeltransfer bei bestimmten muskuloskeletalen Deformitäten
- Sekundäre Rekonstruktion bei Gelenkinstabilitäten oder Korrektur chirurgischer Fehlfunktionen

25

Aseptische Knochennekrosen

Konservative Therapien bei aseptischer Knochennekrose:

Allgemeine Grundsätze
- Schonung und Gewichtsverlagerung beachten, individuell angepasst je nach betroffenem Knochen/Phasenbild
- Verlauf überwachen: regelmäßige bildgebende Kontrolle (Röntgen, MRT) zur Beurteilung von Stabilität und Progression
- Risikofaktoren adressieren: Alkoholkonsum, Kortikosteroidgebrauch, Rauchen, Adipositas; gegebenenfalls Abbau dieser Risikofaktoren

Stadienabhängige Therapie
- Frühstadium (Knochenmarkkern, kleine Läsionen, korrigierbare Störung der Durchblutung):
- Belastung modifizieren bzw. entlasten, ggf. Gehstützen oder Schienen.
- Physio- und Beweglichkeitstraining ohne Belastungsschub; Muskelaufbau rund um das betroffene Segment

© Der/die Autor(en), exklusiv lizenziert an Springer-Verlag GmbH, DE, ein Teil von Springer Nature 2026
P. Roth, *Konservative Orthopädie und Unfallchirurgie*,
https://doi.org/10.1007/978-3-662-72933-5_25

- Antiresorptive Maßnahmen (z. B. Bisphosphonate) nur nach ärztlicher Prüfung; Knochengesundheit optimieren
- Vitamin-D-/Kalzium-Supplementierung bei Nachweis von Mangel
- Fortgeschrittenes Stadium (Knochensubstanzverlust, Gefäßinsuffizienz, Kollapsrisiko):
- Fortlaufende Entlastung, ggf. nichtchirurgische Optionen wie periphere Implantate/Orthesen je nach Lokalisation
- Schmerzmanagement nach ärztlicher Empfehlung
- Gehtraining und gelenkstützende Maßnahmen; Rehabilitation zur Erhaltung Beweglichkeit ohne Überlastung

Lokalisationsspezifische Ansätze
- Hüfte: entlastende Maßnahmen, Abstufung der Belastung; ggf. Gelenkstützen; Kontakt zu Orthopädie für mögliche operative Optionen bei Progression
- Knie: modifizierte Belastung, Muskelkräftigung um die Hüfte/Beinmuskulatur; Knieschiene bei Belastungsungleichgewicht
- Schulter/Halswirbelsäule: individuell angepasstes Training; Schonung der betroffenen Region, anschließende Stabilisationsübungen

Vorbeugung weiterer Schädigungen
- Risikofaktoren reduzieren, regelmäßige Bewegung mit moderater Belastung, ausgewogene Ernährung, ausreichend Regeneration
- Vermeidung von Hochrisiko-Sportarten bei fortgeschrittener Nekrose

Grenzen der konservativen Therapie
- Bei einer aseptischen Knochennekrose sollte eine Operation erwogen werden, wenn konservative Maßnahmen nicht ausreichend helfen, das Fortschreiten der Erkran-

kung gestoppt werden soll oder strukturelle Schäden drohen. Typische Situationen:

- Fortgeschrittene Nekrose im Hüftkopf oder anderen Gelenkknorpelregionen mit zunehmender Knorpeldehnung, Schmerzen und zunehmender Funktionsbeschränkung trotz Medikamenten, Belastungsanpassungen und Physiotherapie
- Gelenkebenen, bei denen das Risiko einer Kollaps- oder Instabilität des Knochens besteht (z. B. Hüftkopfnekrose, fortgeschrittenen Stadien), um eine Arthrose oder Gelenkersatz zu verhindern
- Frühe Stadien (z. B. Staging nach Ficat, Sperry/Steinberg je nach Methode) mit persistierenden Schmerzen, die durch konservative Maßnahmen nicht ausreichend gelindert werden
- Beispiele: Osteotomie oder gelenkerhaltende Verfahren, um Belastung zu verändern und Kollaps zu verlangsamen
- End- oder Teilersatz des betroffenen Knochens oder Gelenkersatz (z. B. Hüfttotalendoprothese) bei fortgeschrittenem Kollaps oder schwerer Funktionsstörung

26

Psychosomatik und Orthopädie und Unfallchirurgie

Psychosomatik und Orthopädie sind zwei medizinische Fachbereiche, die auf den ersten Blick unterschiedlich erscheinen, jedoch oft eng miteinander verknüpft sind – insbesondere bei chronischen Schmerzen und funktionellen Beschwerden des Bewegungsapparates.

Die psychosomatische Medizin beschäftigt sich mit dem Zusammenspiel von körperlichen (somatischen) und seelischen (psychischen) Prozessen. Sie erkennt an, dass psychische Belastungen, Stress oder ungelöste Konflikte körperliche Symptome verursachen oder verstärken können. Daher ist eine psychosomatische Mitbehandlung nicht selten notwendig und für einen Behandlungserfolg mit entscheidend.

Typische psychosomatische Symptome
- Chronische Schmerzen (z. B. Rücken, Nacken, Gelenke)
- Erschöpfung, Schlafstörungen
- Herz-Kreislauf-Beschwerden ohne organische Ursache
- Magen-Darm-Probleme (Reizdarm)

© Der/die Autor(en), exklusiv lizenziert an Springer-Verlag GmbH, DE, **95**
ein Teil von Springer Nature 2026
P. Roth, *Konservative Orthopädie und Unfallchirurgie*,
https://doi.org/10.1007/978-3-662-72933-5_26

- Die Orthopädie ist die medizinische Fachrichtung, die sich mit Erkrankungen und Verletzungen des Bewegungsapparates beschäftigt, also: Knochen, Muskeln, Sehnen, Gelenke, Wirbelsäule.
- Orthopäden behandeln u. a. Bandscheibenvorfälle, Arthrose, Haltungsschäden, Sportverletzungen, Rückenschmerzen.

In vielen Fällen spielen psychische Faktoren eine zentrale Rolle bei orthopädischen Beschwerden, insbesondere bei chronischen Schmerzen, bei denen keine ausreichende organische Ursache gefunden wird. Häufige Verbindungen in Tab. 26.1.

Tab. 26.1 Häufige Verbindungen zwischen psychosomatischen Symptomen und orthopädischen Beschwerden/chronischen Schmerzen

Orthopädisches Symptom	Möglicher psychosomatischer Einfluss
Chronischer Rückenschmerz	Stress, depressive Verstimmung, emotionale Konflikte
Nackenschmerzen/ Verspannungen	Angst, innere Anspannung, Überforderung
Fibromyalgie	Psychische Belastung, Trauma
Funktionelle Bewegungseinschränkungen	Psychogene Bewegungsstörung

27

Schmerztherapie

Die Schmerztherapie in der Orthopädie und Unfallchirurgie ist ein interdisziplinärer Ansatz zur Behandlung akuter und chronischer Schmerzen. Ziel ist nicht nur die Linderung, sondern auch die Wiederherstellung von Lebensqualität und Funktion.

Es gibt zwei Hauptformen:

- Akutschmerztherapie (z. B. nach Operation oder Verletzung)
- Chronische Schmerztherapie (z. B. bei Rückenschmerz, Arthrose, Fibromyalgie)

Viele orthopädische Erkrankungen sind mit langanhaltenden Schmerzen verbunden. Wird der Schmerz chronisch, ist die reine Behandlung der körperlichen Ursache (z. B. Operation oder Physiotherapie) oft nicht mehr ausreichend.

Chronische Schmerzen sind ein eigenes Krankheitsbild („chronisches Schmerzsyndrom") – mit körperlichen,

© Der/die Autor(en), exklusiv lizenziert an Springer-Verlag GmbH, DE, ein Teil von Springer Nature 2026
P. Roth, *Konservative Orthopädie und Unfallchirurgie*,
https://doi.org/10.1007/978-3-662-72933-5_27

Tab. 27.1 Multimodale Schmerztherapie bei komplexen, chronischen Schmerzen bedeutet die gleichzeitige Behandlung durch mehrere Fachrichtungen.

Fachbereich	Rolle in der Schmerztherapie
Orthopädie	Diagnostik, strukturelle Therapie, konservativ oder operativ
Anästhesie/ Schmerzmedizin	Medikamentöse Einstellung, Nervenblockaden
Psychologie/ Psychosomatik	Bewältigungsstrategien, Schmerzverarbeitung
Physiotherapie	Bewegung, Muskelaufbau, Haltungsschulung
Ergotherapie	Alltagsfähigkeiten erhalten und fördern
Sozialberatung	Unterstützung bei Beruf, Reha, Rentenfragen

psychischen und sozialen Aspekten. Deshalb wird eine spezialisierte Schmerztherapie notwendig.

Bei komplexen, chronischen Schmerzen wird häufig eine multimodale Schmerztherapie angewendet. Das bedeutet die gleichzeitige Behandlung durch mehrere Fachrichtungen (Tab. 27.1):

Als wichtige konservative Therapieform ist die Akupunktur als Schmerztherapie zu nennen. Schmerzhemmung über Gehirn und Freisetzung körpereigener Endorphine und Neurotransmitter, Ausschüttung von Wachstumshormonen zur Regeneration des Gewebes.

In der orthopädischen Schmerztherapie werden NSAR, Paracetamol und Opioide verwendet.

Des Weiteren auch Muskelrelaxanzien und Kortison.

In der Injektionstherapie werden häufig Lokalanästhetika und Kortison verwendet. Isoliert und in Kombination. An die Wirbelsäule, unter die Haut (Quaddeltherapie), an die Facettengelenke, in das Iliosakralgelenk, periradikulär, epidural, intraspinal, in die Gelenke, an Sehnen und Muskeln (Triggertherapie).

28

Geriatrie und Alterstraumatologie

Die Alterstraumatologie steht im Spannungsfeld zwischen konservativer Orthopädie und Unfallchirurgie sowie operativer Versorgung. Besonders bei älteren, gebrechlichen Patientinnen mit mehreren Vorerkrankungen ist nicht jede Verletzung automatisch ein Fall für den OP-Saal. Die konservative Behandlung spielt daher in der Alterstraumatologie eine entscheidende Rolle – sowohl als Alternative zur Operation als auch als ergänzender Bestandteil eines ganzheitlichen Therapiekonzepts.

Die Alterstraumatologie befasst sich mit der Behandlung verletzter älterer Menschen, meist nach Stürzen, oft mit Frakturen, Prellungen oder Weichteilverletzungen. Ziel ist nicht nur die Heilung der Verletzung, sondern vor allem die Wiederherstellung der Mobilität und Selbstständigkeit.

Dabei steht oft die Frage im Raum: Operieren oder konservativ behandeln?

Die konservative Therapie hat bei älteren Patienten mit Traumata einen zentralen Stellenwert (Tab. 28.1).

P. Roth, *Konservative Orthopädie und Unfallchirurgie*,
https://doi.org/10.1007/978-3-662-72933-5_28

Tab. 28.1 Konservative Therapie bei älteren Patienten mit Traumata

Indikation	Bedeutung konservativer Behandlung
Frakturen ohne Dislokation (z. B. Schambein, Rippen)	Schmerztherapie, Mobilisation, keine Operation notwendig
Hohe Operationsrisiken (Multimorbidität, hohes Alter)	Konservative Therapie kann Leben retten
Palliativmedizinische Situation	Lebensqualität statt invasiver Therapie
Chronische Beschwerden/ Verschleiß	Konservative Maßnahmen statt Operation
Verzögerte Heilung oder Reha	Ergänzung zur Operation, z. B. bei Wundheilungsstörungen, Mobilisationsproblemen

29

Kinderorthopädie und Kindertraumatologie

Die Kindertraumatologie ist ein spezieller Teilbereich der Unfallchirurgie und Orthopädie, der sich mit Verletzungen bei Kindern und Jugendlichen befasst. Hier spielt die konservative Orthopädie und Unfallchirurgie eine besonders große Rolle, da viele Verletzungen im Kindesalter ohne Operation heilen – dank des hohen Heilungspotenzials und der guten Knochenregeneration bei Kindern (Abb. 29.1).

Kindertraumatologie befasst sich mit der Diagnostik, Behandlung und Nachsorge von Unfällen, Knochenbrüchen und Weichteilverletzungen im Kindes- und Jugendalter.

Besonderheiten bei Kindern
- Offene Wachstumsfugen (Epiphysenfugen)
- Hohe Knochenelastizität
- Schnelle Knochenheilung
- Geringere Komplikationsrate
- Psychosoziale Aspekte (z. B. Angst, Elternrolle)

© Der/die Autor(en), exklusiv lizenziert an Springer-Verlag GmbH, DE, **101**
ein Teil von Springer Nature 2026
P. Roth, *Konservative Orthopädie und Unfallchirurgie*,
https://doi.org/10.1007/978-3-662-72933-5_29

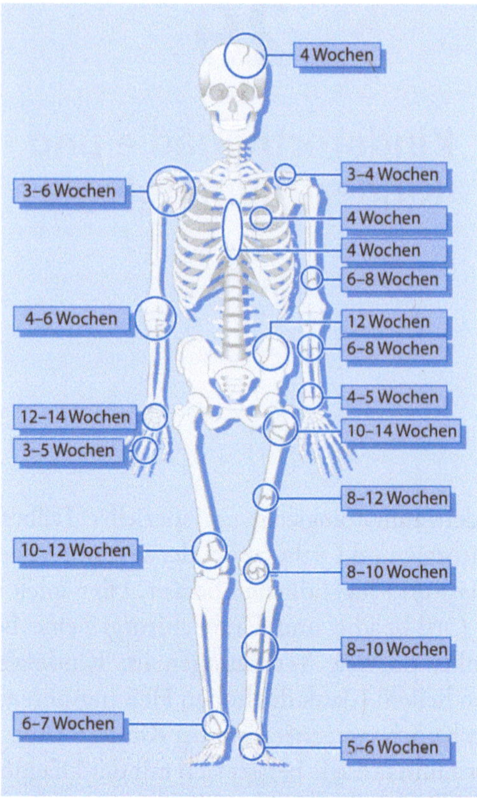

Abb. 29.1 Heilungsdauer von kindlichen Frakturen. (Aus Grifka 2021)

Grundsatz

„So viel wie nötig, so wenig wie möglich – besonders bei Kindern."

Die konservative Therapie ist bei Kindern häufig die erste Wahl, weil:

- viele Frakturen stabil sind und gut ausheilen,
- Wachstumsprozesse Fehlstellungen korrigieren können (sog. Remodeling),
- operative Eingriffe unnötige Risiken bergen (Narkose, Infektion, Wachstumsstörung) (Tab. 29.1).

Tab. 29.1 Typische konservativ behandelbare Verletzungen bei Kindern

Verletzung	Konservative Therapie	Bemerkung
Grünholzfraktur (unvollständiger Bruch)	Ja, meist mit Schiene oder Gips	Häufig bei Unterarm
Unterarmfraktur	Ja, wenn nicht verschoben	Gips für 4–6 Wochen
Klavikulafraktur	Ja, mit Rucksackverband oder Gilchrist	Sehr häufig, heilt fast immer konservativ
Distale Radiusfraktur	Ja, wenn stabil	Häufige Fraktur, besonders bei Sturz
Sprunggelenkdistorsion	Ja, mit Ruhigstellung und Physiotherapie	Kein Bruch, aber schmerzhaft
Knochenprellung	Ja, symptomatisch	Schonung, ggf. Bandage

Teil III

Erkrankungen und Verletzungen in Orthopädie und Unfallchirurgie: Möglichkeiten und Grenzen der konservativen Behandlung

30

Kopf

Inhaltsverzeichnis

30.1 Leichte bis mittelschwere Schädel-Hirn-Traumata (SHT) 108

30.2 Gehirnerschütterung (Commotio cerebri) 108

30.3 Schädelprellung (Contusio capitis) 108

30.4 Kleinere intrakranielle Blutungen (z. B. kleine subdurale oder epidurale Hämatome) 109

30.5 Lineare Schädelbasis- oder Kalottenfrakturen ohne Dislokation 109

30.6 Postkommotionelles Syndrom 110

Kopfverletzungen

Konservative Behandlung bei Kopfverletzungen bedeutet, dass keine Operation erforderlich ist, sondern die Behandlung mit Medikamenten, Überwachung, Ruhe und unterstützenden Maßnahmen erfolgt. Abhängig vom Schweregrad und individuellen Faktoren können folgende Kopfverletzungen konservativ behandelt werden.

© Der/die Autor(en), exklusiv lizenziert an Springer-Verlag GmbH, DE, **107**
ein Teil von Springer Nature 2026
P. Roth, *Konservative Orthopädie und Unfallchirurgie,*
https://doi.org/10.1007/978-3-662-72933-5_30

30.1   Leichte bis mittelschwere Schädel-Hirn-Traumata (SHT)

SHT Grad I (leichtes SHT)

- Geringes Schädeltrauma ohne Bewusstlosigkeit oder nur kurzfristig (unter 5 min)
- Symptome: Kopfschmerzen, Übelkeit, evtl. Amnesie
- Therapie: Überwachung, ggf. Schmerzmittel, Beobachtung für 24–48 h

SHT Grad II (mittelschweres SHT)

- Längere Bewusstlosigkeit, stärkere Symptome
- CT unauffällig → konservative Therapie möglich mit engmaschiger neurologischer stationärer Überwachung

30.2   Gehirnerschütterung (Commotio cerebri)

- Keine strukturelle Hirnverletzung
- Symptome: kurzfristige Bewusstlosigkeit, Erbrechen, Schwindel, Konzentrationsprobleme
- Therapie: Bettruhe, stationäre Beobachtung, ggf. Antiemetika, Schmerztherapie, Rückkehr zur Aktivität stufenweise

30.3   Schädelprellung (Contusio capitis)

- Weichteilverletzung ohne Fraktur oder intrakranielle Verletzung

- Häufig äußerlich sichtbar: Beule, Hämatom
- Therapie: Kühlen, Schmerzmittel, ggf. kurzfristige Kontrolle auf neurologische Symptome, in der Regel ambulant möglich

30.4 Kleinere intrakranielle Blutungen (z. B. kleine subdurale oder epidurale Hämatome)

- Wenn keine neurologischen Ausfälle bestehen
- Stabile Blutung ohne Masseneffekt in der CT
- Enge klinische und bildgebende Überwachung möglich, dann Therapie: konservativ im Krankenhaus mit regelmäßiger Bildgebung und neurologischer Kontrolle

30.5 Lineare Schädelbasis- oder Kalottenfrakturen ohne Dislokation

- Keine Operation erforderlich, wenn:
- keine Blutung,
- keine Liquorfistel,
- keine neurologischen Defizite.
- **Therapie:** Schmerzbehandlung, stationäre, ggf. intensivmedizinische Beobachtung auf Komplikationen (z. B. Liquorrhoe, Infektion)

30.6 Postkommotionelles Syndrom

- Anhaltende Beschwerden nach Gehirnerschütterung (Kopfschmerz, Konzentrationsstörungen, Schlafprobleme)
- Therapie: symptomorientiert (z. B. Schmerzmittel, Verhaltenstherapie), ggf. Neuropsychologie

Wichtig: Auch bei konservativ behandelten Kopfverletzungen ist eine genaue Verlaufskontrolle essenziell. Bildgebung (CT, MRT) und klinische Beobachtung entscheiden, ob die konservative Behandlung ausreicht oder ein operativer Eingriff notwendig wird.

31

Hals einschließlich HWS

Inhaltsverzeichnis

31.1 HWS-Distorsion („Schleudertrauma")...................... 112

31.2 HWS-Prellung oder -Zerrung................................ 112

31.3 HWS-Bandscheibenvorfall ohne neurologische
Ausfälle... 113

31.4 Degenerative HWS-Veränderungen
(z. B. Spondylose, Facettensyndrom)...................... 113

31.5 Stabile HWS-Frakturen (z. B. undislozierte
Querfortsatzfraktur, geringe Kompression der
Wirbelkörper)... 114

31.6 Zervikales Facettensyndrom (Irritation
der kleinen Wirbelgelenke).................................. 114

31.7 Zervikales Wurzelreizsyndrom ohne
motorische Ausfälle... 114

31.8 Muskulärer Schiefhals.. 115

31.9 Armplexusläsionen.. 116

Ein Orthopäde und Unfallchirurg kann viele Halsverletzungen (vor allem im Bereich der Halswirbelsäule – HWS) konservativ behandeln, solange keine instabilen Frakturen, neurologischen Ausfälle oder schwere strukturelle Schäden vorliegen.

Konservativ behandelbare Halsverletzungen sollten durch den Orthopäden und Unfallchirurgen primär erfolgen.

31.1 HWS-Distorsion („Schleudertrauma")

- Ursache: z. B. Auffahrunfall (beschleunigte Flexion/Extension)
- Symptome: Nackenschmerzen, muskuläre Verspannung, Bewegungseinschränkung, evtl. Kopfschmerzen

Therapie:
- Kurzfristige Ruhigstellung (z. B. weiche Halskrawatte für wenige Tage)
- Schmerztherapie, Muskelrelaxanzien
- Frühfunktionelle Physiotherapie
- Aufklärung und Bewegungserhalt

31.2 HWS-Prellung oder -Zerrung

- Ursache: direkte Gewalteinwirkung, Sportverletzungen
- Symptome: lokale Schmerzen, Muskelverhärtung, Bewegungseinschränkung
- Therapie: Schonung, Kühlung, Analgetika, ggf. Salbenverbände, Physiotherapie zur Mobilisation, ärztliche ambulante Kontrollen

31.3 HWS-Bandscheibenvorfall ohne neurologische Ausfälle

- Symptome: Nackenschmerzen mit Ausstrahlung in den Arm (Zervikobrachialgie), Parästhesien ohne Lähmung
- Therapie: Schmerzmittel, ggf. Kortison (oral oder Injektion), Physiotherapie, manuelle Therapie, Rückenschule, Haltungsverbesserung, in der Regel konservativ zu behandeln

31.4 Degenerative HWS-Veränderungen (z. B. Spondylose, Facettensyndrom)

- Bei akuter Verschlechterung durch Fehlbelastung oder Trauma
- Therapie: Wärme, Schmerztherapie, Infiltrationen (z. B. Facettengelenke), Krankengymnastik. (Abb. 31.1)

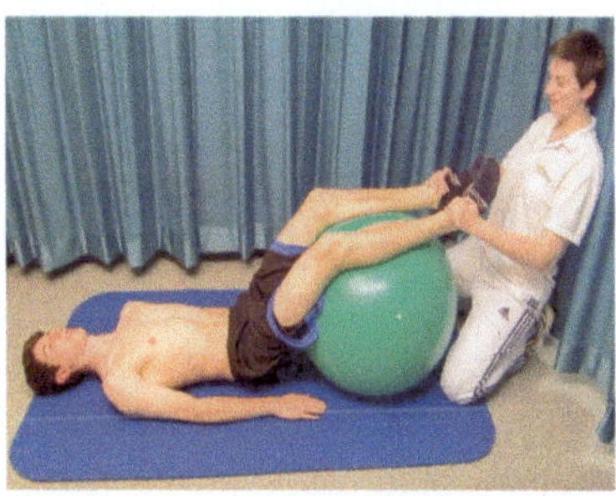

Abb. 31.1 Traktion bei Spinalkanalstenose. (Aus Mayer und Siems 2019)

31.5 Stabile HWS-Frakturen (z. B. undislozierte Querfortsatzfraktur, geringe Kompression der Wirbelkörper)

Wichtig: Vorsicht! Abklärung durch Bildgebung (CT/MRT), ggf. Rücksprache mit Neuro-/Unfallchirurgie, ggf. Halo-Fixateur.

- Therapie: Ruhigstellung mit HWS-Orthese (z. B. Philadelphia-Kragen), stationäre, ggf. intensivmedizinische Verlaufskontrolle (Bildgebung, neurologischer Status)

31.6 Zervikales Facettensyndrom (Irritation der kleinen Wirbelgelenke)

- Symptome: lokal begrenzte Nackenschmerzen, ggf. Schmerzausstrahlung
- Therapie: Manualtherapie, Mobilisation, Analgetika, ggf. gezielte Infiltration

31.7 Zervikales Wurzelreizsyndrom ohne motorische Ausfälle

- Reizung durch Bandscheibe oder Foramenstenose
- therapie: Schmerzmedikation, ggf. Injektion, Physiotherapie, Entlastung, engmaschige Kontrolle auf neurologische Verschlechterung

31.8   Muskulärer Schiefhals

Bei einem muskuloskeletal bedingten Schiefhals (Torticollis) gibt es verschiedene konservative Behandlungsmöglichkeiten. Hier sind gängige Ansätze, die oft empfohlen werden:

- Ruhe und Belastungsmanagement: Vermeidung längerer Belastungen und plötzlicher Bewegungen, die den Schmerz verschlimmern
- Physio- und Bewegungstherapie: gezielte Übungen zur Dehnung der betroffenen Halsmuskulatur, Stärkung der Nacken-, Schulter- und Rückenmuskulatur sowie Entspannungsübungen
- Wärmeanwendungen: Wärmepackungen oder warme Duschen können Muskeln entspannen.
- Schmerz- und Entzündungshemmer: Nichtsteroidale Antirheumatika (NSAIDs) wie Ibuprofen oder Diclofenac können Schmerzen lindern (nach ärztlicher Absprache). Muskelrelaxanzien, Trigger- Injektionen, Akupunktur
- Muskelentspannung: Manuelle Therapie, Massagen oder warme Bäder können helfen.
- Ergonomie und Haltungstraining: Optimierung von Schlafposition, Arbeits- und Sitzhaltung; ggf. Hilfsmittel wie Nackenstützen
- Injektionen: In manchen Fällen können lokale Schmerzmittelinjektionen oder Botulinumtoxin (Botox) in ausgewählte Muskeln erwogen werden, wenn andere Maßnahmen nicht ausreichend helfen – dies erfolgt individuell und unter ärztlicher Anleitung.
- Self-care und Yoga/Stretching: Sanfte Dehnübungen und Entspannungstechniken können langfristig helfen.

Wichtige Hinweise

- Die Ursache des Schiefhalses muss abgeklärt werden. Sehr häufig haltungsbedingt, Stress oder Windzug. Akuter Schiefhals kann Infekte, Verletzungen oder neurologische Ursachen haben, die eine andere Behandlung erfordern.
- Wenn Symptome neu auftreten, sich verschlimmern, Taubheit, Schwäche, Fieber oder Kopfschmerzen hinzukommen, oder der Schmerz länger als 1–2 Wochen anhält, ärztliche Kontrolle.
- Bei Belastungs- oder Bewegungseinschränkungen, starken Schmerzen oder Verdacht auf neurologische Probleme ist eine ärztliche Untersuchung sinnvoll.

31.9 Armplexusläsionen

- Behandlung von Armplexusläsionen (Plexus brachialis) – konservativ
- abklärung und Verlauf beobachten: Eine genaue Diagnostik durch Orthopädie/Neurologie ist wichtig, um Typ, Umfang und Prognose zu bestimmen (z. B. Neurapraxie vs. Axonotmese). Regelmäßige Kontrollen helfen, notwendige Schritte anzupassen.
- Schmerz- und Entzündungsmanagement: NSAR (z. B. Ibuprofen) oder Paracetamol nach ärztlicher Empfehlung zur Schmerzlinderung. Kurzfristig ggf. entzündungshemmende Maßnahmen.

Physio- und Bewegungstherapie
- Frühzeitige, schonende passive und später aktive Bewegungsübungen des Schultergelenks, Arm- und Handmuskulatur

- Ziel: Erhalt der Beweglichkeit, Verhinderung Sekundärschäden, Förderung der Muskelrekrutierung
- Spezielle Übungen zur Bündelung/Nervenauslenkung je nach Läsion (z. B. Erhalt der Abduktion, Außenrotation, Handfunktion)
- Ergonomie und Alltagsaktivitäten: Vermeiden belastender Bewegungen, ergonomisch angepasste Alltagsführung, Schonhaltungen bei Schmerzen vermeiden

Neuromuskuläre Re-/Interventionsstrategie
- Sensorische und motorische Rehabilitationsprogramme, ggf. Mikrobehandlungsoptionen wie elektrische Stimulation unter fachkundiger Anleitung
- Manuelle Therapie zur Schonung der paravertebralen Muskulatur und zur Verbesserung der Mobilität
- Kompensationstraining: Falls bestimmte Gliedmaßenfunktionen eingeschränkt bleiben, Training von Alltagsfähigkeiten (Greifen, Heben, Feinmotorik) mit ggf. Hilfsmitteln
- Impuls- und Muskelkrafttraining: gezielte Stärkung der Schultergurt- und Armstreckmuskulatur; langsame Steigerung der Belastung
- Individuelle Anpassung:
- Klärung, welche Nervenbündel betroffen sind (z. B. C5–C6 typisch) und welche Funktionen ausfallen
- Verlauf beobachten: Bei fehlender Besserung oder neurologischen Warnzeichen (Taubheit, zunehmende Muskelschwäche, Funktionsverlust) zeitnah Neurologe/Neurochirurgie konsultieren; eine Operation oder weitere Diagnostik könnte erforderlich sein.
- Selbsthilfe und Information: Geduld, regelmäßige Therapie zu Hause gemäß Anleitung; ausreichend Schlaf und Stressmanagement unterstützen Heilungsprozesse.

Grenzen der konservativen Therapie

Eine konservative Behandlung durch den Orthopäden ist nicht mehr ausreichend bei

instabilen Frakturen der HWS und dislozierte Wirbelkörperfrakturen (Tab. 31.1).

- Neurologische Ausfälle (z. B. Lähmungen)
- Bandscheibenvorfall mit Myelopathie
- HWS-Luxationen oder Subluxationen
- Gefäßverletzungen (z. B. Dissektion der A. vertebralis)

Allgemeine Grundsätze einer konservativen Wirbelkörperverletzungsbehandlung

Ziel ist Schmerzfreiheit, Entlastung der Wirbelsäule, Erhalt oder Verbesserung der Beweglichkeit und Verhinderung weiterer Verschlechterung. Frühzeitige Abklärung und individuelle Planung sind wichtig.

- Schmerz- und Belastungsmanagement: Schonung akuter Beschwerden, ggf. lokale Wärme-/Kälteanwendungen nach Verträglichkeit, Schmerzmedikation nur nach ärztlicher Empfehlung

Tab. 31.1 Nicht konservativ behandelbare Wirbelsäulenverletzungen (Operation erforderlich)

Verletzung	Grund
Instabile Fraktur (z. B. Typ B oder C nach AO)	Gefahr der Fehlstellung oder Rückenmarkverletzung
Fraktur mit Hinterkantenbeteiligung	Gefahr von Spinalkanalverengung
Neurologische Ausfälle (z. B. Querschnittsymptome)	Zeichen für Rückenmark- oder Nervenwurzelkompression
Luxationsfrakturen	Instabil, fast immer Operation indiziert
Pathologische Frakturen (z. B. bei Tumor)	Oft Instabilität oder Progression

- Aktive und passive Bewegungsübungen: gezielte Übungen zur Mobilisation der Wirbelsäule, Dehnungen der Brust- und Rückenmuskulatur, Förderung der Rumpfstabilität. Regelmäßige, sanfte Steigerung der Beweglichkeit ohne Überlastung
- Haltungs- und Ergonomie-Training: bewusste Haltung im Alltag, ergonomische Anpassungen am Arbeitsplatz und zu Hause, langes Sitzen vermeiden, regelmäßige Pausen und Bewegung
- Kräftigungsprogramme: spezifische Übungen zur Rumpfmuskulatur (Rücken-, Bauchmuskulatur) und zur Muskeln rund um die Wirbelsäule, um Stabilität zu fördern
- Schmerzfreie Alltagsaktivitäten und Sport: moderates Training (Schwimmen, Radfahren) mit Fokus auf Wirbelsäulengesundheit; Vermeidung von Aktivitäten mit exzessiver Wirbelsäulenbelastung oder asymmetrischen Bewegungen, sofern sinnvoll
- Korsett oder Orthesen: In Einzelfällen können Korsette oder Stützgurte temporär helfen; Notwendigkeit und Wirksamkeit sind individuell zu prüfen
- Thorax- und Brustkorb-Training: Übungen zur thorakalen Mobilisation und Atemtechnik, um Haltung zu unterstützen
- Physikalische Therapien: Physiotherapie, manuelle Therapie, ggf. Elektrotherapie oder Massage nach Befund und Verträglichkeit; regelmäßige Abstimmung mit dem Therapeuten
- Warnzeichen: zunehmender Schmerz, neurologische Ausfälle, anhaltende Verschlechterung, Taubheit oder Kribbeln, akute Schmerzen über mehrere Wochen sollten medizinisch abgeklärt werden.

32

Wirbelsäule (insbesondere BWS und LWS)

Inhaltsverzeichnis

32.1 Prellung, Zerrung und Distorsionen 121
32.2 Spondylose, Morbus Baastrup und Spondylolisthesis.. 122
    32.2.1 Morbus Baastrup (Spondylitis interspinalis) – Möglichkeiten und Grenzen der Therapie.................................... 124
    32.2.2 Therapiespektrum.................................... 124
    32.2.3 Spondylolisthesis und Therapieziele............ 126
32.3 Bandscheibenvorfall.. 128
32.4 Skoliose, M. Scheuermann und M. Forestier............. 129

32.1 Prellung, Zerrung und Distorsionen

Wirbelsäulenverletzungen wie Prellung, Zerrung und Distorsionen unterliegen einer körperlichen orthopädisch-unfallchirurgischen Untersuchung, nicht selten in Kombination mit einer Röntgenuntersuchung zwecks Ausschluss

© Der/die Autor(en), exklusiv lizenziert an Springer-Verlag GmbH, DE, **121**
ein Teil von Springer Nature 2026
P. Roth, *Konservative Orthopädie und Unfallchirurgie*,
https://doi.org/10.1007/978-3-662-72933-5_32

einer knöchernen Läsion. Sehr häufig sind sportliche Belastungen ursächlich für vorgenannten Verletzungen. In der Regel ist eine konservative Therapie ausreichend. Zum Frakturausschluss ist eine konventionelle Röntgenaufnahme nahezu immer ausreichend; ggf. CT. Bei Blasen-Mastdarm-Störungen oder zunehmenden neurologischen Lähmungen sofortige weitere Klärung nötig.

Zunächst Ruhe, Schonung und Schmerzmittel wie Ibuprofen, ASS oder Paracetamol. Anfangs leichte Kältetherapie, dann im weiteren Verlauf Wärmetherapie. Falls trotz Therapie nach 2–3 Tagen keine Besserung eintritt, weitere angepasste Diagnostik, z. B. bei neurologischen Ausfällen (CT bzw. MRT) zeitnahe Diagnostik, bei V. a. Bandscheibenvorfall technische Diagnostik.

Bei zunehmender Besserung Physiotherapie, ergonomische Regeln, Belastungssteigerung.

32.2 Spondylose, Morbus Baastrup und Spondylolisthesis

Bei einer Spondylolithesis verschieben sich die Wirbel, da die Wirbelgelenke instabil sind. Hierbei rutscht ein Wirbel (ein sog. Gleitwirbel) aus seiner ursprünglichen Position nach vorne (ventrale Spondylolisthesis) oder nach hinten (dorsale Spondylolisthesis). Die Patienten leiden unter Schmerzen und Bewegungseinschränkungen. Die Spondylose tritt meist im Lendenbereich auf.

Wirbelgleiten ist die umgangssprachliche Bezeichnung für denselben Befund wie Gleitwirbel.

Bei manchen Patienten treten keine Schmerzen auf, bei anderen wiederum unter Belastung oder bei bestimmten Bewegungen. Die Schmerzen können sich wie ein Ring von hinten nach vorne ausbreiten. Morgens sind die Schmerzen am stärksten, da die Rückenmuskulatur noch entspannt ist. In seltenen Fällen können Reflexausfälle sowie Sensibilitäts- und Motorikausfälle hinzukommen.

Die Spondylisthesis wird in 5 Grade (nach Meyerding, 1932) eingeteilt:

- 1. Grad: Wirbelgleiten < 25 %
- 2. Grad: 25–50 %
- 3. Grad: 51–75 %
- 4. Grad: 76–100 %
- 5. Grad sog. Spondyloptose, vollständiges Abrutschen des Wirbels, Kontaktverlust

Haben zwei benachbarte Wirbel keinen teilweisen oder vollständigen Kontakt mehr miteinander, spricht man von einem Wirbelgleiten.

Am Anfang der konservativen Therapie steht immer eine Beratung. Zum Beispiel, wie man seine Wirbelsäule sowohl im privaten als auch im beruflichen Bereich entlasten kann. Nicht nur Schmerzmedikamente, sondern auch anti-entzündliche und muskelentspannende Medikamente wer-den (meist durch Injektion) angewendet. Auch hier ist die Krankengymnastik wieder unverzichtbar. Dabei baut man Muskulatur auf, die den Wirbeln wieder mehr Halt geben kann. In der Rückenschule lernt man nicht nur den Um-gang mit der Erkrankung, sondern auch eine Strategie zum Training, eine günstige Körperhaltung sowie Gleitwirbel-übungen, um die Entlastung zu fördern.

Elektrotherapie: Der Strom lindert die Schmerzen und stärkt die Muskeln. Orthopädische Hilfsmittel wie Schuh-einlagen oder Rumpforthesen.

32.2.1 Morbus Baastrup (Spondylitis interspinalis) – Möglichkeiten und Grenzen der Therapie

Ziel der Therapie

- Schmerzreduktion, Verbesserung der Beweglichkeit, Vermeidung von Funktionsverlust und Beeinträchtigungen im Alltag
- Stabilisierung der Wirbelsäule und Linderung von Rückenschmerzen, besonders bei wiederholten Belastungen oder Becken-/Wirbelgleiten

Diagnostik-Grundlagen

- Anamnese und klinische Untersuchung: wiederkehrende dorsale Rückenschmerzen, besonders bei Extensionsbewegungen
- Bildgebung: MRT, CT oder Röntgendiagnostik zur Beurteilung der Zwischenwirbelräume, Knochenan- und -abnutzung,
- Ausschluss anderer Ursachen: Bandscheibenvorfall, Spinalkanalstenose, Instabilität anderer Strukturen

32.2.2 Therapiespektrum

Weitere allgemeine Maßnahmen

- Schmerzmanagement: moderate analgetische/heilungsfördernde Strategien, ggf. entzündungshemmende Maßnahmen
- Körperliche Aktivität: angepasstes Trainingsprogramm, Beweglichkeitsübungen, Rückenstärkung
- Ergonomie und Belastungsanpassung im Alltag/Beruf
- Physikalische Therapien

- Wärme-/Kälteanwendungen, Elektrotherapie, manuelle Therapie zur Muskelentspannung
- Tai-Chi, Yoga oder Rückenschule zur Schonhaltung und Flexibilität
- Medikamentöse Therapien
- Schmerzmittel, ggf. nichtsteroidale Antirheumatika (NSAR) bei entzündlich geprägten Beschwerden
- In seltenen Fällen Kortikosteroidinjektionen in die betroffenen paraspinalen Strukturen zur kurzzeitigen Schmerzreduktion

Invasivere Therapien
- Radiofrequenzablation/Neuraltherapie bei persistierenden Schmerzmustern, wenn andere Maßnahmen versagt haben
- In sehr seltenen Fällen operative Eingriffe bei schweren Schmerzen mit struktureller Instabilität oder neurologischen Begleitbefunden (aber bei M. Baastrup eher selten)

Weitere spezifische Therapien:
- Spezielle Rückenschule, Muskelaufbau rund um die Wirbelsäule, Verbesserung der Haltung
- Unterstützung durch Hilfsmittel (z. B. Rückenbandagen), nur falls sinnvoll

Grenzen der konservativen und operativen Therapie:
- Schmerzen können trotz Therapie persistieren, insbesondere bei fortgesetzter Belastung.
- Nicht alle Patienten profitieren von invasiven Maßnahmen; Nebenwirkungen und Risiken müssen abgewogen werden.
- Variation der Therapieerfolge je nach Begleiterkrankungen, Alter, allgemeiner Gesundheit und Aktivitätsniveau

- zu empfehlen: Leichte bis moderate Schmerzen: konservative Maßnahmen, Physiotherapie, Ergonomie, Beweglichkeit
- Anhaltende Schmerzen trotz konservativer Behandlung: schrittweise Einführung von schmerz- und entzündungshemmenden Therapien, ggf. Schmerz- oder Stoßtechniken durch Fachpersonal
- Signifikante Belastungsbeschwerden oder Instabilität: individuelle Abwägung mit Reha-Plan, ggf. gezielte Injektionen
- Morbus Baastrup ist oft ein symptomatisches Phänomen; eine vollständige Heilung ist häufig nicht möglich. Eine Operation muss eine Ausnahme darstellen. Vorstellbar für eine Operationsindikation sind nichteinstellbare unerträgliche Schmerzen und/oder schwerwiegende neurologische Symptome.

32.2.3 Spondylolisthesis und Therapieziele

Schmerzreduktion, Verbesserung der Beweglichkeit und Alltagsfunktion
- Stabilisierung der Wirbelsäule, Vermeidung von Fortschreiten der Verschiebung
- Vermeidung von Folgeproblemen wie Neurodysfunktion, Spinalkanalstenose oder chronischen Haltungsschäden
- Therapiespektrum

Allgemeine Maßnahmen
- Aktivitätsanpassung und Schonungsschritte, Gewichtsmanagement
- Körpergewandte Rücken-/Rumpfmuskelstärkung, Core-Training
- Ergonomie, Belastungssteuerung im Alltag/Beruf
- Physikalische Therapien

- Wärmeanwendungen, Kältebehandlung, manuelle Therapien, Traktion bei bestimmten Indikationen
- Rückenschule, Beweglichkeitsübungen, Stabilisationsübungen
- Medikamentöse Therapien
- Analgetika/NSAR bei Schmerzen, ggf. kurzzeitige Muskelrelaxanzien
- Schmerz- bzw. entzündungshemmende Therapien je nach Befund

Grenzen der konservativen Therapie bei Spondylolisthesis

- Semi-invasive Verfahren sind frühzeitig einsetzbar wie:
- Injektionen: z. B. Facetten- oder degenerationsbezogene Injektionen zur Schmerzlinderung
- Radiofrequenzablation bei persistierenden Schmerzmustern
- Epidurale Kortikosteroid-Injektionen bei radikulären Schmerzen

Operative Therapien sollten eher die Ausnahme darstellen und sind indiziert bei:

fortschreitender Instabilität, neurologischen Ausfällen, schweren andauernden Schmerzen trotz konservativer Behandlung, Deformität mit Beeinträchtigung

- Konzepte: Stabilisierung (Versteifung), Deformitätskorrekturen, ggf. Fusion der betroffenen Wirbel
- Optionen werden individuell nach Lokalisation (z. B. Regio L5-S1 ist sehr häufig), Grad der Verschiebung und Begleiterkrankungen gewählt
- Nicht alle Formen der Spondylolisthesis sind operativ bedeutsam; viele Fälle bleiben konservativ gut beherrschbar

- Schmerzen können persistieren trotz Therapie; Aktivitäts- oder Belastungsanpassungen helfen oft nur begrenzt

32.3 Bandscheibenvorfall

Die 23 Bandscheiben des menschlichen Körpers bestehen aus einem äußeren Faserring und innen aus dem Gallertkern. Bricht der Gallertkern durch den Faserring, liegt ein Bandscheibenvorfall vor. Der Wasseranteil der Bandscheibe wird über die Jahre weniger und der Faserring bekommt Risse, durch die der Kern austreten kann. Neunzig Prozent der Bandscheibenvorfälle ereignen sich im Bereich der Lendenwirbelsäule (LWS).

Seltener kommt es zu Bandscheibenvorfällen im Bereich der Halswirbelsäule (HWS). Die Symptome können unter anderem plötzlich auftretende Schmerzen bei Belastung im Rücken oder verhärtete Muskeln im entsprechenden Bereich sein. Bei Bandscheibenvorfällen im Bereich der Lendenwirbelsäule können die Schmerzen bis ins Gesäß oder das Bein ausstrahlen, hin und wieder kann es zum Kribbeln im Bein kommen, aber auch Lähmungen der Beinmuskulatur sind möglich. Im Extremfall ist sogar ein Querschnittsyndrom mit Lähmungen und Sensibilitätsverlust möglich. Im Bereich der Halswirbelsäule kann es zu Nackenschmerzen kommen, die auch in die Arme, Hände oder den Hinterkopf ausstrahlen können. Im Arm oder in der Hand kann es auch zu Kribbeln oder Taubheits- oder Kältegefühl kommen.

Zu Beginn der Therapie werden schmerzstillende und entzündungshemmende Medikamente verschrieben. Im Einzelfall kann auf lokal betäubende Mittel oder Kortison zurückgegriffen werden. Auch Wärme, Fango- oder Moorpackungen sowie Rotlicht fördern die Durchblutung und lockern die Muskulatur. Um die Nerven zu entlasten, hilft eine sog. Stufenbettlagerung. Dabei liegt der Patient und hat die Beine im rechten Winkel auf einem Würfel liegen. In den meisten Fällen kann sofort mit der Physiotherapie begonnen werden, zunächst mit statischen Übungen. Ebenfalls hilfreich sind Massagen und spezielle Bewegungstherapien, wie z. B. Aqua-Jogging und angepasster Sport. Ergonomische Entlastung. Übungen in Eigenregie. Akupunktur, Tapen.

Grenzen der konservativen Therapie
* Schwerwiegende neurologische Ausfälle wie Blasen-Mastdarm-Lähmungen
* In der Regel wird ein Bandscheibenvorfall konservativ behandelt, nur eine monatelange frustrane Therapie bei unerträglichen Schmerzen kann eine operative Intervention rechtfertigen.

32.4 Skoliose, M. Scheuermann und M. Forestier

Bei einer Skoliose verkrümmt sich die Wirbelsäule seitlich. Meist sind auch die Wirbel verschoben. Dadurch können beispielsweise Schultern unterschiedlich hochstehen, der Kopf oder das Becken kann schief stehen, außerdem führt eine Skoliose zu Verspannungen und Rückenschmerzen.

Die Folgen davon können die Versteifung des jeweiligen Wirbelbereichs und eine frühe Abnutzung sein. Im Normalfall ist unsere Wirbelsäule wie ein doppeltes S geformt. Bei der Skoliose ist sie aber nicht nur nach vorne und nach hinten gekrümmt, sondern auch zur Seite.

Man unterscheidet die idiopathische von der sekundären Skoliose. Als idiopathisch bezeichnet man eine Skoliose, wenn es keinen bekannten Auslöser dafür gibt. Anders bei der sekundären Form, sie ist immer die Folge eines bekannten Auslösers. Etwa 90 % aller Skoliosen sind idiopathisch.

Skoliosen können in jedem Alter auftreten, also auch schon bei Säuglingen. Nur in schweren Fällen wird die Skoliose operativ behandelt. Üblicherweise aber konservativ mit Krankengymnastik oder einem Korsett. Das Korsett besteht aus Kunststoff und hat sowohl Druckpolster als auch Freiräume. Es sollte 23 Stunden täglich getragen werden. Es wird maßgefertigt und mit Gurten und Klettverschlüssen angebracht.

Bei Kindern unter 5 Jahren ist auch ein Gipskorsett möglich. Diese Behandlung schließt sich in der Regel an die Korsettbehandlung an. Die Wirbelsäule kann dann normal weiterwachsen.

Die Wahl der Behandlung richtet sich nach Schwere, Ursache und Lage der Wirbelsäulenkrümmung. Mit der Behandlung versucht der Arzt zusammen mit dem Physiotherapeuten zu erreichen, dass sich die Skoliose zurückbildet oder zumindest nicht schlimmer wird.

Grenzen der konservativen Therapie
- Die Grenzen einer konservativen Therapie einer Skoliose hängen von verschiedenen Faktoren ab und sind selten allein dem Cobb-Winkel zuzuordnen.
- Wirksamkeit abhängig von Korsett-/Behandlungstyp, Wachstum und Ausgangsgrad der Krümmung
- Begrenzter Effekt bei größeren Krümmungen (z. B. Cobb-Winkel > 50°) oder bei schnell fortschreitendem Verlauf. Einschränkungen durch Alter und Wachstumsphase: Konservative Maßnahmen sind oft weniger effektiv, wenn der Patient wenig bis kein weiteres Wachstum hat.

- Langfristige Compliance: Erfolg hängt stark von regelmäßiger, konsequenter Tragezeit des Korsetts oder regelmäßiger Übungsprogramme ab; mangelnde Adhärenz verringert den Nutzen.
- Unterschiedliche Wirksamkeit je nach Skoliose-Typ (adoleszent, erwachsen, idiopathisch, neuromuskulär) und Lokalisation (thorakolumbal, thorakal)
- Rasch fortschreitender Verlauf der Verkrümmung und/oder deutliche kardiopulmonale Folgeeinschränkungen durch die Skoliose
- Bei Begleiterkrankungen: z. B. neurologische oder muskuloskeletale Probleme, um die Funktionalität des Menschen wie Gehen und Stehen aufrechtzuerhalten

(Abb. 32.1)

(Abb. 32.2)

Der M. Scheuermann und der M. Forestier werden im Allgemeinen nahezu immer konservativ behandelt. Bei M. Scheuermann (Scheuermann-Krümmung) sollte nur ausnahmsweise operiert werden, wenn konservative

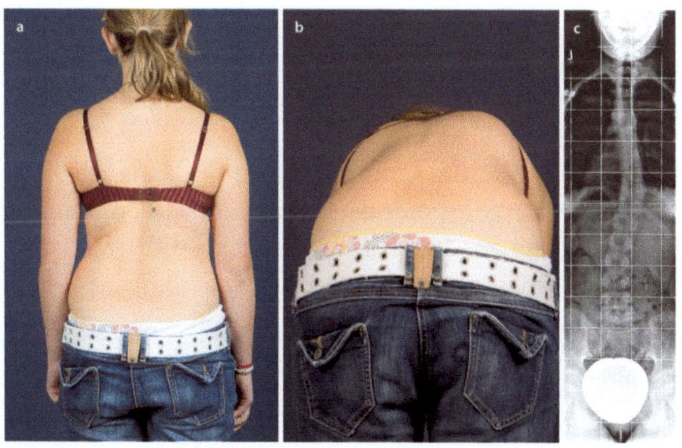

Abb. 32.1 Skoliose. (Aus Grifka 2021)

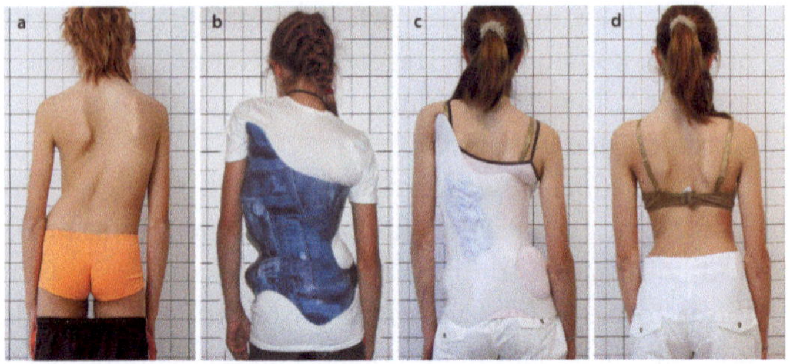

Abb. 32.2 Skoliose-Korsett. (Aus Grifka 2021)

Maßnahmen nicht ausreichend helfen oder es fortgeschrittene, belastungsabhängige Beschwerden gibt.

Starke Brustwirbelsäulen-Krümmung (Hyperkyphose) mit fortschreitendem Deformierungsgrad, oft über ca. 70–75 Grad oder schneller zunehmend trotz Therapie. Neurologische schwere Symptome oder Spinalkanalraumbegrenzung aufgrund der Kyphose (sehr selten, eher bei schweren Fällen). Wirbelsäulenversteifung (Spondylodese) mit Kyphosekorrektur, ggf. kombiniert mit posteriorem oder anterior-posteriorem Zugangsweg.

Beim M. Forestier kommt es zu einer fortschreitenden ossären Verknöcherung der Wirbelsäule mit Ankylosierung durch Knochenbrücken im Bereich des Lig. longitudinale posterius und der Ligg. flava, was zu spinaler Steifigkeit und Schmerzen führen kann.

Seltene Indikationen zur Operation sind eine sehr fortgeschrittene Hyperostose oder begleitende kardiopulmonale bzw. neurologische Probleme. Ansonsten ist der M. Forestier eine Domäne der konservativen Behandlung.

33

Thorax

Inhaltsverzeichnis

33.1 Trichterbrust (Pectus excavatum).. 134

33.2 Kielbrust (Pectus carinatum)... 135

33.3 Konservativ durch den Orthopäden behandelbare
Thoraxverletzungen... 136

    33.3.1 Rippenprellung... 136

    33.3.2 Stabile Rippenfraktur (einzelne oder
wenige Rippen, ohne Dislokation)............... 137

    33.3.3 Sternumprellung oder -fraktur (wenn stabil).. 137

    33.3.4 Interkostalneuralgie nach Trauma oder
Überlastung... 137

    33.3.5 Myofasziale Schmerzen der Brustwand/
Muskelzerrung.. 138

    33.3.6 Chronische Schmerzen nach Thorax-
trauma (posttraumatisches Schmerz-
syndrom)... 138

P. Roth, *Konservative Orthopädie und Unfallchirurgie*,
https://doi.org/10.1007/978-3-662-72933-5_33

33.1 Trichterbrust (Pectus excavatum)

Konservative Behandlungsmöglichkeiten
- Beobachtung und Beratung: Regelmäßige Kontrolle von Brustkorbform, Herz- und Lungenfunktion; individuelle Einschätzung, ob eine Behandlung sinnvoll ist
- Atem- und Bewegungsübungen: spezielle Thorax- und Rumpf-Atmungstechniken, Beweglichkeitsübungen der Brustwirbelsäule und Schultergürtel, um die Brustkorbdehnung zu verbessern
- Haltungstraining und Ergonomie: Verbesserung der Körperhaltung, Stärkung der Rücken- und Bauchmuskulatur; ergonomische Übungen im Alltag, z. B. beim Sitzen am Arbeitsplatz
- Herz-Lungen-Funktion: routinemäßige Untersuchung der Herz- und Lungenfunktion, besonders bei moderatem bis schwerem Befund oder wenn Beschwerden auftreten (z. B. Atemnot bei Belastung)
- Sport und Training: moderates Ausdauertraining (Schwimmen, Radfahren) unter Kontrolle; spezielle Atemübungen zur Steigerung der Lungenkapazität
- Schmerz- und Belastungseinschränkungen: Schmerzreduktion durch physio-/manualtherapeutische Techniken, Entspannungsübungen; Belastung anpassen, keine übermäßige Belastung des Brustkorbs
- Subkutane oder externe Hilfsmittel: In wenigen Fällen könnten Atemhilfen, Spiegelsysteme oder angepasste Bandagen unterstützend wirken, jedoch ist deren Nutzen individuell verschieden und muss ärztlich geprüft werden.
- Timing und Indikation: Konservative Behandlung wird oft bei symmetrischer Trichterbrust, leichter Ausprägung oder ohne relevante Funktionsbeeinträchtigung empfohlen; bei stärkerer Einziehung, organischen

Beeinträchtigungen oder psychischen Belastungen können operative Optionen erwogen werden.

> **Warnzeichen**: Wenn Beschwerden wie Brustschmerz, zunehmende Atemnot, Herzrasen oder deutliche Verschlechterung auftreten, ist eine ärztliche Abklärung sinnvoll.

33.2 Kielbrust (Pectus carinatum)

Konservative Behandlungsmöglichkeiten

- Beobachtung und Beratung: Regelmäßige Kontrolle der Brustkorbform, Symptomprüfung (Atemnot, Schmerzen) und ggf. Belastungseinschränkungen; Feststellen, ob eine Behandlung sinnvoll ist
- Atem- und Bewegungsübungen: spezielle Atemtechniken zur Verbesserung der Thoraxmobilität, Rumpf- und Brustwirbelsäulenmobilisierung; Übungen zur Dehnung der Brustmuskulatur und Stärkung der Rumpfmuskulatur
- Haltungstraining und Ergonomie: Korrektur der Körperhaltung, Stärkung von Rücken- und Brustmuskulatur; ergonomische Anpassungen im Alltag, besonders am Arbeitsplatz
- Sport und Training: moderates Training (z. B. Radfahren, Schwimmen) mit Fokus auf Herz-Lungen-Funktion; keine Überlastung des Brustkorbs; ggf. individuelle Trainingsanpassung
- Schmerz- und Belastungseinschränkungen: Schmerzreduktion durch physio-/manuelle Therapie, Entspannungsübungen; Belastung moderieren, keine chronische Überlastung des Brustkorbs
- Orthesen oder Bandagen: In Einzelfällen können externe Hilfsmittel wie orthopädische Bandagen oder Brustkorbstützen sinnvoll sein; die Wirksamkeit ist individuell verschieden und ärztlich abzuklären.

- Timing und Indikation: Konservative Behandlung ist oft bei leichter bis moderater Ausprägung, asymptomatischem Verlauf oder jungen Patienten sinnvoll; bei zunehmender Deformität, Beschwerden oder psychosozialer Belastung kann eine operative Option in Erwägung gezogen werden.

Warnzeichen: Zunehmende Atemnot, Brustschmerzen, Herzrasen oder deutliche Verschlechterung sollten zeitnah medizinisch abgeklärt werden.

Ein Orthopäde kann verschiedene Thoraxverletzungen konservativ behandeln, sofern sie stabil und ohne lebensbedrohliche Komplikationen verlaufen. Die Behandlung erfolgt oft in Zusammenarbeit mit Hausärzten, Unfallchirurgen oder Pulmologen – je nach Schweregrad.

33.3 Konservativ durch den Orthopäden behandelbare Thoraxverletzungen

33.3.1 Rippenprellung

- Ursache: Stumpfes Trauma (z. B. Sturz, Stoß, Sport)
- Symptome: lokaler Druckschmerz, Schmerzen bei Atmung und Bewegung
- Therapie: Schmerzmedikation (NSAR, z. B. Ibuprofen)
- Atemtherapie zur Pneumonieprophylaxe, Schonung, Kühlung, keine Ruhigstellung des Thorax

33.3.2 Stabile Rippenfraktur (einzelne oder wenige Rippen, ohne Dislokation)

- Ursache: direkter Anprall, Husten, Trauma
- Symptome: lokaler Schmerz, schmerzhafte Atmung, evtl. Knirschen (Krepitus)
- Therapie: Schmerztherapie (z. B. NSAR, ggf. Lokalanästhetika), Mobilisation, Atemtraining
- Ggf. Tapeverband zur Unterstützung
- Verlaufskontrolle, auf Pneumonie oder Pneumothorax achten

33.3.3 Sternumprellung oder -fraktur (wenn stabil)

- Nur wenn ohne Dislokation und ohne Beteiligung innerer Organe
- Therapie: Schmerztherapie, Schonung
- Keine Thoraxbandage, da ausreichende Atmung verhindert wird

33.3.4 Interkostalneuralgie nach Trauma oder Überlastung

- Symptome: Nervenschmerzen zwischen den Rippen, stechend, atemabhängig
- Therapie: NSAR, ggf. Neuropathieschmerzmittel (z. B. Gabapentin), Wärmeanwendungen, manuelle Therapie

33.3.5 Myofasziale Schmerzen der Brustwand/Muskelzerrung

- Symptome: Druckschmerz über Muskeln, meist ohne Trauma
- Therapie: Physiotherapie, Wärmeanwendung, Schmerzmittel, Faszientherapie, Dehnung

33.3.6 Chronische Schmerzen nach Thoraxtrauma (posttraumatisches Schmerzsyndrom)

- Nach Abheilung z. B. von Rippenfrakturen
- Therapie: multimodal: Schmerztherapie, manuelle Therapie, ggf. Infiltration, Bewegungstherapie, Vermeidung von Schonhaltung (Tab. 33.1)

Tab. 33.1 Nicht konservativ bzw. nicht durch den Orthopäden allein behandelbar

Verletzung	Grund
Multiple Rippenserienfrakturen	Gefahr der Instabilität, Pneumothorax
Dislozierte Sternumfraktur	Gefahr für Herz, Mediastinum
Pneumothorax, Hämatothorax	Thoraxdrainage notwendig
Verletzung von Lunge, Herz, Gefäßen	Lebensbedrohlich, intensivmedizinische Versorgung notwendig
Instabile Thoraxwand	Operative Stabilisierung erforderlich

34

Abdomen

Inhaltsverzeichnis

34.1 Konservativ behandelbare Abdomenverletzungen.... 140

    34.1.1 Milzverletzung (z. B. Milzlazeration Grad I–II).................. 140

    34.1.2 Leberverletzung (z. B. Leberkontusion oder kleine Risse).................. 140

    34.1.3 Abdominales Kompartmentsyndrom.......... 141

    34.1.4 Bauchwandkontusion oder -hämatom........ 141

    34.1.5 Mesenterialhämatome (klein, ohne Ischämiezeichen).................. 141

    34.1.6 Retroperitoneale Blutung (z. B. nach stumpfem Trauma, Antikoagulation)........... 141

    34.1.7 Verletzungen ohne Organbeteiligung (z. B. Prellungen, Serome).................. 142

34.2 Nichtkonservativ behandelbare Abdomenverletzungen.................. 142

© Der/die Autor(en), exklusiv lizenziert an Springer-Verlag GmbH, DE, **139** ein Teil von Springer Nature 2026

P. Roth, *Konservative Orthopädie und Unfallchirurgie*,

https://doi.org/10.1007/978-3-662-72933-5_34

Verletzungen im Bereich des Abdomens (Bauchraums) können je nach Art, Ausmaß und betroffenem Organ konservativ oder operativ behandelt werden.

Abdomenverletzungen können konservativ behandelt werden, vorausgesetzt, es handelt sich um stabile Patienten und ohne akute Lebensgefahr.

34.1 Konservativ behandelbare Abdomenverletzungen

34.1.1 Milzverletzung (z. B. Milzlazeration Grad I–II)

- Ursache: Verkehrsunfall, Sturz, Sporttrauma
- Therapie möglich, wenn, hämodynamisch stabil
- Keine Zeichen innerer Blutung, engmaschige stationäre intensivmedizinische Überwachung (Monitoring, Ultraschall, Hämoglobinkontrollen) sichergestellt ist
- Maßnahmen: Bettruhe, laufende Vitalzeichenkontrolle
- Ggf. Transfusionen bei Anämie, Kontrolle mittels CT/ Sonographie

34.1.2 Leberverletzung (z. B. Leberkontusion oder kleine Risse)

- Therapie möglich, wenn, keine aktive Blutung besteht
- Hämodynamisch stabil, Maßnahmen wie Überwachung auf Intensivstation erfolgen, Schmerztherapie
- Verlaufskontrolle (Labor, Sonographie)

34.1.3 Abdominales Kompartmentsyndrom

- Die konservative Therapie ist eine Ausnahme! Die operative Indikation steht nahezu immer und meist im Vordergrund. Konservative Maßnahmen sind Druckentlastung wie Magensonde oder Blasenkatheter
- Volumentherapie optimieren, Sedierung und Muskelrelaxation. Bei Progredienz der klinischen Symptome bzw. der Daten – Operation notwendig!

34.1.4 Bauchwandkontusion oder -hämatom

- Ursache: Anprallverletzungen, stumpfes Trauma
- Therapie: Kühlung, Schmerzmittel, Beobachtung stationär
- Bildgebung zum Ausschluss innerer Verletzungen, stationäre Abklärung empfohlen

34.1.5 Mesenterialhämatome (klein, ohne Ischämiezeichen)

- Maßnahmen: klinische stationäre Überwachung, Kontrolle der Darmpassage, Laborkontrollen

34.1.6 Retroperitoneale Blutung (z. B. nach stumpfem Trauma, Antikoagulation)

- Wenn stabil und ohne Expansion der Symptome, dann konservativ, stationäre ggf. intensivmedizinische Beobachtung
- Maßnahmen: Blutdrucküberwachung, Kontrolle Hämoglobin, Absetzen/Umstellen der Antikoagulation

34.1.7 Verletzungen ohne Organbeteiligung (z. B. Prellungen, Serome)

- Therapie: lokale Maßnahmen (z. B. Kühlung)
- Schmerztherapie, Beobachtung nahezu immer ambulant möglich, ärztliche Kontrollen nötig

34.2 Nichtkonservativ behandelbare Abdomenverletzungen

Diese benötigen meist eine chirurgische Intervention. Eine kurze Zusammenfassung gibt Tab. 34.1.

Tab. 34.1 Nicht konservativ behandelbare Abdomenverletzungen, die meist eine chirurgische Intervention benötigen

Verletzung	Grund
Milzriss Grad III–V mit Blutung	Lebensbedrohlich
Leberriss mit aktiver Blutung	Risiko des Volumenverlusts
Darmperforation	Gefahr der Peritonitis
Freie Luft im Abdomen	Zeichen der Hohlorganverletzung
Ruptur innerer Organe (z. B. Blase, Pankreas, Zwerchfell)	Operation erforderlich
Hämorrhagischer Schock	Notfallversorgung mit ggf. Operation

35

Obere Extremitäten

Inhaltsverzeichnis

35.1 Schulter 144
    35.1.1 Konservativ behandelbare Schulterverletzungen 144
    35.1.2 Nicht konservativ behandelbare Schulterverletzungen (Tab. 35.1) 148
35.2 Arm 150
    35.2.1 Konservativ behandelbare Armverletzungen 150
    35.2.2 Nicht konservativ behandelbare Armverletzungen 153
    35.2.3 Konservativ behandelbare Handverletzungen 154
    35.2.4 Nicht konservativ behandelbare Handverletzungen 158

35.1 Schulter

Viele Schulterverletzungen können konservativ behandelt werden, vor allem, wenn sie stabil, nicht disloziert und ohne relevante neurovaskuläre oder funktionelle Beeinträchtigung sind.

35.1.1 Konservativ behandelbare Schulterverletzungen

35.1.1.1 Klavikulafraktur (Schlüsselbeinbruch)

Konservativ häufig möglich, wenn:

- Keine relevante Dislokation (> 2 cm)
- Keine Hautdurchspießung oder Gefäß-/Nervenverletzung
- Therapie: Gilchrist-Verband oder Rucksackverband
- Schmerzmedikation, Mobilisation nach Schmerzlage ab ca. 10–14 Tagen

35.1.1.2 Humeruskopffraktur (proximaler Oberarmbruch)

Konservativ bei:

- Nicht oder wenig dislozierte Fraktur (z. B. 1 oder 2 Fragmente nach Neer)
- Keine Rotatorenmanschettenruptur oder Durchblutungsstörung

- Therapie: Gilchrist-Verband, passive Bewegung ab 1. Woche (z. B. durch Physiotherapie), aktive Bewegung nach ca. 3–4 Wochen

35.1.1.3 Schultergelenkluxation (vordere Luxation)

Nach Reposition → konservativ, wenn:

- Keine knöchernen Defekte
- Keine instabile Kapsel-Band-Läsion, daher MRT-Kontrolle
- Therapie: Ruhigstellung (z. B. Schlinge für 1–2 Wochen)
- Frühfunktionelle Physiotherapie
- Training der Rotatorenmanschette (Stabilisierung) (Abb. 35.1)

35.1.1.4 AC-Gelenksprengung (Tossy I–II bzw. Rockwood I–II)

Konservativ bei nur Bandzerrung (Tossy I) oder inkompletter Ruptur (Tossy II)

- Therapie: Gilchrist-Verband für 1–2 Wochen
- Kühlen, Schmerzmittel, funktionelle Therapie nach Akutphase

35.1.1.5 Schulterprellung/Kontusion

- Therapie: Kühlung, Schmerzmittel, Schonung, ggf. Schlinge, kurzfristig frühfunktionelle Mobilisation

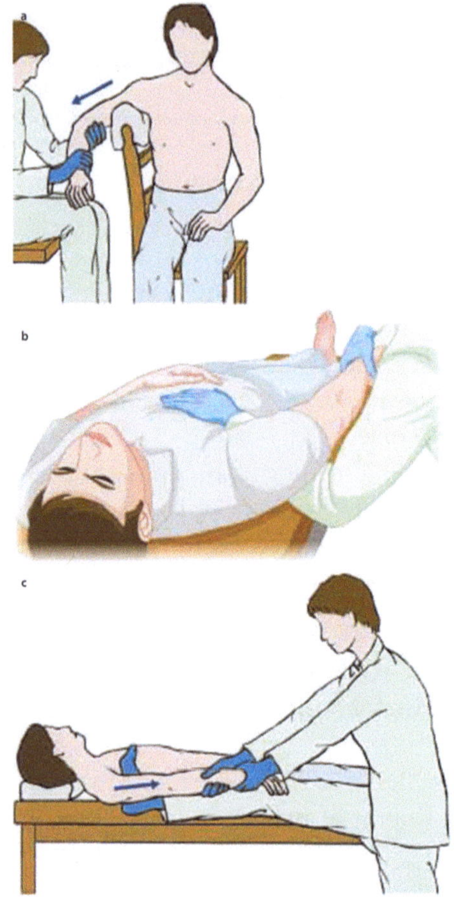

Abb. 35.1 Schulterluxation. (Aus Grifka 2021)

35.1.1.6 Rotatorenmanschettenruptur (partiell oder klein, akut)

Therapieversuch konservativ bei:

- älteren, wenig aktiven Patienten,
- geringer oder keiner Bewegungseinschränkung.

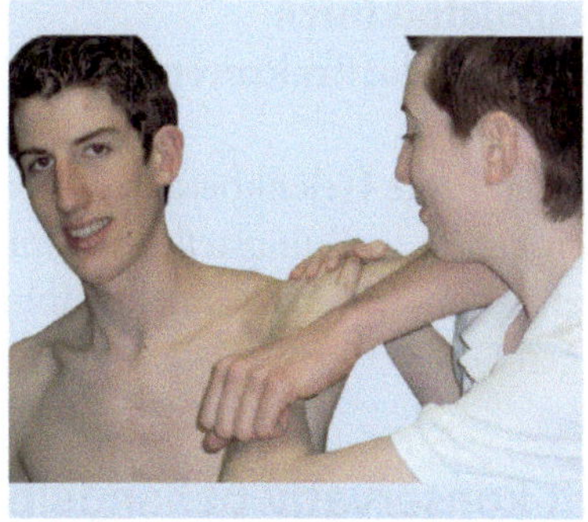

Abb. 35.2   Manuelle Therapie bei Schulterläsion. (Aus Mayer und Siems 2019)

- Maßnahmen Physiotherapie (Kräftigung, Koordination)
- Schmerzmittel, ggf. subakromiale Infiltration

(Abb. 35.2)

35.1.1.7   Impingement-Syndrom/Bursitis subacromialis

- Therapie meist konservativ: Physiotherapie (z. B. Dehnung M. pectoralis minor, Kräftigung M. supraspinatus), NSAR, Kühlen, ggf. Kortisoninjektion (subakromial) oder Stoßwellentherapie, z. B. bei Kalk, Tapen, Ultraschall, Stromtherapie
- In Ausnahmen und mehrmonatiger (z. B. 6 Monate) konservativer Therapie: Arthroskopie (Erweiterung des subakromialen Raums, Resektion Lig. coracoacromiale, Bursektomie, Coplaning, Abtragung und Rotatorenrekonstruktion umstritten: inferiore Osteophyten- und laterale Klavikula-Abtragung)

35.1.1.8 Skapulafrakturen (Schulterblattfrakturen)

- Konservativ bei: keine Gelenkbeteiligung
- Keine Dislokation, Ruhigstellung mit Gilchrist, Schmerzmedikation, frühfunktionelle Mobilisation nach wenigen Tagen

35.1.2 Nicht konservativ behandelbare Schulterverletzungen (Tab. 35.1)

Schultersteife (adhäsive Kapsulitis, Frozen Shoulder) konservativ behandeln

- Allgemeine Ziele: Schmerzlinderung, Verbesserung der Beweglichkeit und Funktionsfähigkeit der Schulter; Vermeidung weiterer Versteifung; Schonung schmerzhafter Phasen, gleichzeitige Mobilisierung
- Schmerz- und Entlastung: Schonung akuter Reize, kalte oder warme Auflagen je nach Verträglichkeit, ggf. NSAIDs/Schmerzmittel nach ärztlicher Empfehlung
- Entzündung der Schulterkapsel ist in der Regel konservativ zu behandeln. Starke Schmerzmittel bis zu Opia-

Tab. 35.1 Nicht konservativ behandelbare Schulterverletzungen

Verletzung	Grund für OP
Dislozierte Humeruskopf- oder Klavikulafraktur	Gefahr von Fehlheilung
AC-Gelenksprengung Tossy III/Rockwood III–VI	Instabilität
Schulterluxation mit Bankart- oder Hill-Sachs-Läsion	Rezidivgefahr
Komplette Rotatorenmanschettenruptur mit Funktionseinschränkung	Kraftverlust, Schmerz
Glenoidfraktur mit Gelenkbeteiligung	Instabilität, Arthrosegefahr

ten, Entzündungshemmer NSAR und absteigend Prednisontabletten kombinieren, Physiotherapie
- Verläufe über 1 Jahr typisch, häufig bis zu 2 Jahren
- Operativ ausnahmsweise Arthroskopie (Kapselspaltung), ggf. in Kombination mit Narkosemobilisation

Bewegungsübungen (passiv und aktiv)
- Passive Mobilisation durch Physiotherapeuten, allmähliche, schmerzarme Erweiterung des Bewegungsumfangs
- Aktive Übungen zur Schultergelenkbeweglichkeit (Abduktion, Flexion, Außen- und Innenrotation) im schmerzfreien Bereich; langsame, kontinuierliche Steigerung des Niveaus.
- Dehnung und Dehntherapie: sanfte Dehnübungen der Schulter, Brustmuskulatur und Rotatorenmanschette; Halten je Übung 15–30 s, mehrmals pro Tag, ohne Schmerzübersteigung
- Kräftigungsübungen: Stärkung der stabilisierenden Muskulatur (Rotatorenmanschette, Skapulathorakalis), allmählich nach Rückgang der Schmerzen
- Haltungs- und Ergonomie-Training: Optimierung von Haltung und Bewegungsmustern in Alltag und Beruf, Schonung akuter Belastungen
- Physikalische Therapien: Elektrotherapie (z. B. TENS), manuelle Therapie, Massage; ggf. Kälte-/Wärmeanwendungen je nach Befund und Verträglichkeit; Abstimmung mit dem Therapeuten
- Thermische Therapien und Massage: regelmäßige Therapien zur Schmerzlinderung und Muskelentspannung
- Injektionen: Kortisoninjektionen können kurzfristig helfen; Entscheidung individuell mit Arzt unter Berücksichtigung von Begleiterkrankungen

- Kugeltherapie/alternative Optionen: Akupunktur kann unterstützend wirken, jedoch evidenzbasiert weniger stark belegt
- Verhalten bei Verschlechterung oder neurologischen Symptomen: Steifheit nimmt zu, zunehmende Schmerzen, Taubheit oder Muskelschwäche – zeitnahe ärztliche Abklärung

> **Warnzeichen:** Anhaltende Bewegungseinschränkung trotz Therapie, nächtliche Schmerzen trotz Behandlung, Rötung/Schwellung oder Fieber (Hinweis auf andere Ursachen)
>
> - Hinweis: Schultersteife verläuft typischerweise phasenweise (Einfrier-, Gefrier- und Auftauphasen). Die konservative Behandlung zielt auf Schmerzlinderung und allmähliche Wiedererlangung der Beweglichkeit; Verlauf ist individuell.

35.2 Arm

Viele Armverletzungen (Oberarm, Ellenbogen, Unterarm) können konservativ behandelt werden – vorausgesetzt, sie sind stabil, nicht disloziert oder nur gering verschoben und es liegen keine neurologischen oder gefäßbedrohlichen Befunde vor.

35.2.1 Konservativ behandelbare Armverletzungen

35.2.1.1 Oberarmbruch

Proximale Humerusfraktur
- Konservativ möglich, wenn:
- Nicht oder nur gering disloziert (z. B. 1- oder 2-Fragment-Fraktur nach Neer)

- Therapie: Gilchrist-Verband, Schmerztherapie
- Passive Mobilisation ab 1. Woche, aktiv nach 3–4 Wochen

Humerusschaftfraktur

- Konservativ bei: akzeptabler Achs- und Rotationsstellung, keine Nervenverletzung (N. radialis beachten!)
- Therapie: Funktionsorthese (z. B. Sarmiento-Orthese)
- Schmerztherapie

35.2.1.2   Unterarmfrakturen

Einfachfraktur der Ulna („Nachtstockfraktur")

- Konservativ möglich, wenn:
- Nicht disloziert oder gut reponiert
- Therapie: Oberarm-Gipsschiene für 3–4 Wochen
- Kontrolle auf Rotationsfehler

Radiusfraktur distal (Speichenbruch am Handgelenk)

- Konservativ bei guter Achs- und Längenerhalt
- Therapie: Reposition (falls nötig), dann Gips (z. B. Unterarmgipsschiene), Dauer: ca. 4–6 Wochen (Abb. 35.3)

35.2.1.3   Ellenbogenverletzungen

Ellenbogenluxation (ohne Fraktur)

- Nach erfolgreicher Reposition konservativ, wenn:
- Stabil in Beugung, keine Begleitfraktur
- Therapie kurzzeitige Immobilisation (ca. 1 Woche), dann Mobilisation, Schmerztherapie

Olekranonfraktur (nicht disloziert)

- Therapie: Oberarmgips in 60–90° Flexion
- Kontrolle mit Röntgen, frühfunktionell, wenn stabil

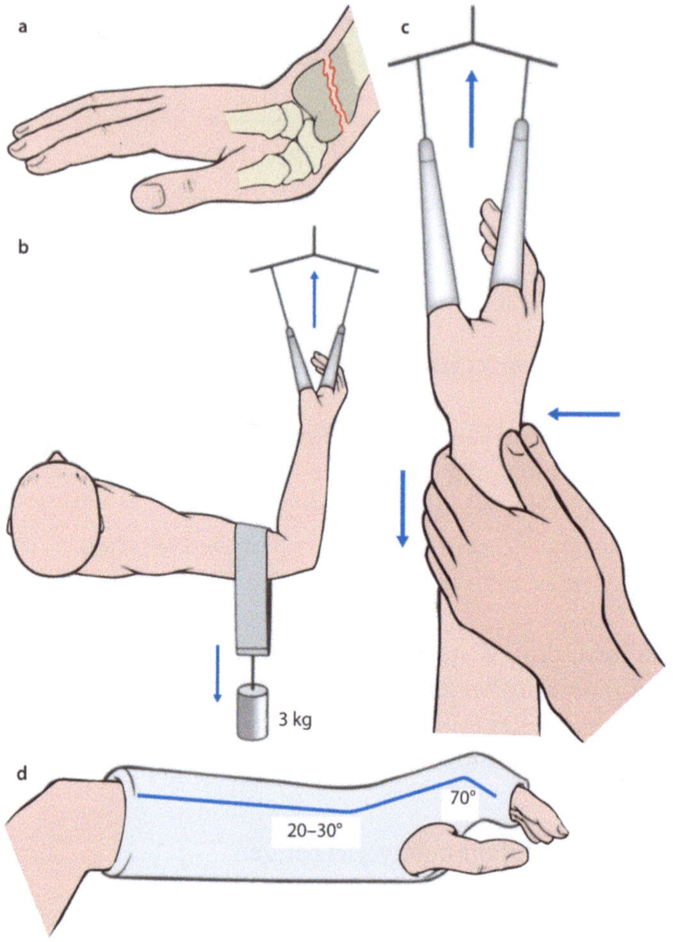

Abb. 35.3 Radiusfraktur. (Aus Grifka 2021)

35.2.1.4 Weichteilverletzungen

Muskelzerrung/Prellung/Kontusion
- Therapie: PECH-Schema (Pause, Eis, Kompression, Hochlagern), NSAR, frühzeitige Mobilisation

Sehnenreizungen (z. B. Bizepssehne, Trizepssehne)
- Therapie: Ruhigstellung, Physiotherapie
- Ggf. Injektion (Kortison – zurückhaltend!)

35.2.1.5 Monteggia- und Galeazzi-Frakturen (bei Kindern in frühen Stadien)

- Therapie: Reposition und Gipsversorgung
- Enge Verlaufskontrolle (Achse, Stellung)
- Bei Erwachsenen meist operativ

35.2.2 Nicht konservativ behandelbare Armverletzungen

(Tab. 35.2)

Viele Handverletzungen können konservativ behandelt werden – vorausgesetzt, sie sind nicht disloziert, stabil, geschlossen und ohne neurovaskuläre Schädigung. Die konservative Therapie zielt dabei auf Schmerzfreiheit, Erhalt der Funktion und Vermeidung von Fehlstellungen oder Kontrakturen ab.

Tab. 35.2 Nicht konservativ behandelbare Armverletzungen

Verletzung	Grund
Dislozierte Schaftfrakturen von Radius und Ulna	Gefahr der Fehlstellung
Instabile proximale Humerusfrakturen	Bewegungseinschränkung, Nekrosegefahr
Offene Frakturen	Infektionsrisiko
Ellenbogenluxation mit Knochenbeteiligung	Gelenkinstabilität
Plexus- oder Gefäßverletzungen	Neurovaskuläre Versorgung gefährdet

35.2.3 Konservativ behandelbare Handverletzungen

35.2.3.1 Frakturen (Brüche)

Nichtdislozierte Mittelhand- oder Fingerfrakturen
z. B. Basisfrakturen, diaphysäre Frakturen ohne Achsabweichung

- Therapie: Schienenbehandlung (z. B. Stack-Schiene, Zügelverband), Dauer: i. d. R. 3–4 Wochen
- Anschließend frühfunktionelle Mobilisation

Boxerfraktur (Metakarpale V) – leicht disloziert
Akzeptabel bis ca. 30–40° Palmarwinkel

- Therapie: volare oder ulnare Schiene in Funktionsstellung

Nichtdislozierte Skaphoidfraktur (Kahnbeinbruch)
Nur bei nachweislich stabiler Fraktur (z. B. distal, ohne Spalt)

- Therapie: Ruhigstellung im Daumensattelgelenkgips (12 Wochen), Verlaufs-CT zur Heilungskontrolle

35.2.3.2 Band- und Kapselverletzungen

Kapsel-Band-Zerrung oder -Teilruptur an Fingern
z. B. durch Umknicken oder Sportverletzungen

- Therapie: Ruhigstellung mit Tape oder Fingerschiene (z. B. Buddy-Taping), NSAR, Kühlung, Mobilisation nach Schmerzlage

Skidaumen (partielle Ruptur des ulnaren Seitenbands am Daumengrundgelenk)
- Nur bei Stabilität in klinischer Prüfung
- Therapie:
  - Daumenschiene (z. B. Quengel-Orthese) für 3–6 Wochen
  - Funktionserhalt durch begleitende Bewegungstherapie

35.2.3.3   Sehnenverletzungen

Partielle Streck- oder Beugesehnenruptur
- Nur bei erhaltener Funktion ohne Durchtrennung
- Therapie Ruhigstellung in Funktionsstellung, Kontrolle der Sehnenfunktion regelmäßig, ggf. Ergotherapie

35.2.3.4   Luxationen/Subluxationen kleiner Gelenke

- Zum Beispiel PIP-Luxation nach axialem Trauma
- Therapie: Reposition (sofort!), Schiene oder Buddy-Tape
- Frühfunktionelle Übungsbehandlung

35.2.3.5   Weichteilverletzungen und Prellungen

- Zum Beispiel Quetschung, stumpfes Trauma, Hämatome
- Therapie: PECH-Regel (Pause, Eis, Kompression, Hochlagern), NSAR, Mobilisation, sobald tolerabel

35.2.3.6 Nagelbettverletzungen (ohne Fraktur, keine offene Wunde)

- Therapie: Desinfektion, ggf. Verband, Schmerztherapie
- Kontrolle auf Infektion

35.2.3.7 Nervenreizsyndrome im Frühstadium

- Zum Beispiel Karpaltunnelsyndrom (mild)
- Therapie: Nachtschiene, NSAR, Vermeidung von Belastung, ggf. Infiltration

Volkmann-Kontraktur
- Volkmann-Kontraktur konservativ behandeln
- Allgemeine Grundsätze: Ziel ist Schmerzlinderung, Erhalt oder Verbesserung der Beweglichkeit und Verhinderung weiterer Festigung der Kontraktur. Frühzeitige Abklärung und individuelle Planung sind wichtig.
- Schmerz- und Entlastung: Schonung akuter Reize, lokale Kühlung oder Wärme je nach Verträglichkeit, analgetische Maßnahmen nach ärztlicher Empfehlung
- Passive und aktive Bewegungsübungen: sanfte, regelmäßige Bewegungsübungen der betroffenen Extremität in Montréal/Range of Motion, allmähliche Steigerung der Dehnfähigkeit; Fokus auf Gelenkbeweglichkeit und Muskeldehnung
- Dehnungstherapie: gezielte, behutsame Dehnübungen der distalen Muskellose, um Spannungen zu reduzieren; Halten der Dehnung in moderater Zeitdauer (z. B. mehrere Sätze à 15–30 s), ohne Schmerzen
- Muskelaufbau und Stärkung: Übungsprogramme zur Stärkung der gegenstelligen Muskulatur und der funktionellen Muskulatur rund um die betroffene Gliedmaße, um Gelenkstabilität zu fördern

- Haltungs- und Ergonomietraining: Optimierung von Haltung, alltäglichen Bewegungen und Positionswechseln, um Druckbelastungen zu minimieren
- Physikalische Therapien: elektrische Stimulation, manuelle Therapie, Massage und ggf. Kälte-/Wärmeanwendungen je nach Befund und Verträglichkeit; Orientierung durch den behandelnden Arzt/Physiotherapeuten
- Hilfsmittel und Orthesen: In Einzelfällen können Schienen, Orthesen oder Bandagen helfen, Bewegungen kontrolliert zu führen und Festigkeit zu reduzieren; individuell abklären

(Abb. 35.4)

- Funktionstraining und Alltagsbewältigung: Alltags- und Alltagsaktivitäten anpassen, um Fehlbelastungen zu vermeiden; eventuell Ergonomie-Beratung
- Chirurgische Optionen: zuerst konservativ, operative Optionen werden diskutiert, wenn Kontraktur fortschreitet, funktionelle Einschränkungen deutlich zunehmen oder neurologische/spezifische Probleme auftreten.

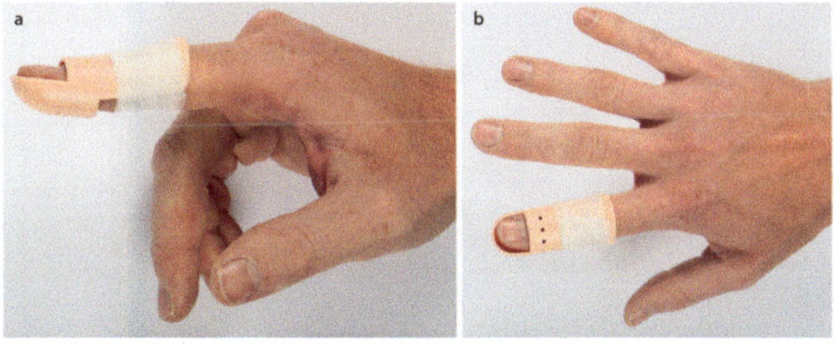

Abb. 35.4   Stack-Schiene. (Aus Grifka 2021)

- Warnzeichen: zunehmende Schmerzen, Taubheit, Schwäche, Blasen- oder Darmstörungen, Riss- oder Verschlimmerungszeichen sofort abgeklären
- Hinweis: Volkmann-Kontrakturen treten oft nach schweren Unterarm- oder Unterarm-/Handverletzungen auf. Die konkrete konservative Vorgehensweise hängt vom Ort, Ausmaß und der Funktionsbeeinträchtigung ab.

35.2.4 Nicht konservativ behandelbare Handverletzungen

(Tab. 35.3)

Tab. 35.3 Nicht konservativ behandelbare Handverletzungen

Verletzung	Grund für Operation
Dislozierte Finger- oder Mittelhandfrakturen	Achsfehlstellung, Funktionsverlust
Komplett rupturierte Sehnen	Keine aktive Bewegung möglich
Offene Frakturen/Sehnen- oder Bandverletzungen	Infektionsgefahr, Funktionserhalt
Instabile Bandverletzungen (z. B. vollständiger Skidaumen)	Daumeninstabilität
Nichtheilende Kahnbeinfraktur	Risiko der Pseudarthrose
Infektionen (z. B. Panaritium, Phlegmone)	Ausbreitungsgefahr, Nekrose

36

Untere Extremitäten

Inhaltsverzeichnis

36.1   Becken 159
    36.1.1   Konservativ behandelbare
        Beckenverletzungen 160
36.2   Bein 166
    36.2.1   Konservativ behandelbare
        Beinverletzungen 167
    36.2.2   Fersensporn 182

36.1 Becken

Die konservative Behandlung von Beckenverletzungen ist bei stabilen Frakturen ohne relevante Dislokation oder Organbeteiligung möglich. Ziel ist es, Schmerzen zu kontrollieren, Mobilität zu erhalten und Komplikationen (z. B. Thrombosen, Dekubitus) zu vermeiden.

© Der/die Autor(en), exklusiv lizenziert an Springer-Verlag GmbH, DE, **159**
ein Teil von Springer Nature 2026
P. Roth, *Konservative Orthopädie und Unfallchirurgie*,
https://doi.org/10.1007/978-3-662-72933-5_36

36.1.1 Konservativ behandelbare Beckenverletzungen

36.1.1.1 Beckenringfraktur – stabil (Typ A nach AO)

- Fraktur ohne Beteiligung des hinteren Beckenrings, z. B.:
- Fraktur des vorderen Beckenrings (Ramus ossis pubis, Spina iliaca)
- Avulsionsfrakturen (z. B. am Sitzbein bei jungen Sportlern)
- **Therapie:** Analgetika (NSAR, ggf. stärkere Schmerzmittel)
- Mobilisation nach Schmerzlage, frühfunktionelle Physiotherapie, Thromboseprophylaxe

36.1.1.2 Gering dislozierte Frakturen des hinteren Beckenrings (AO/Tile B – bedingt stabil)

- Zum Beispiel vertikale Sakrumfrakturen, Ligamentverletzungen ohne große Instabilität
- Nur konservativ, wenn:
- Keine relevante Beckeninstabilität
- Kein neurologisches Defizit

Therapie:
- Bettruhe oder Teilbelastung (je nach Stabilität)
- Mobilisation mit Hilfsmitteln (z. B. Gehwagen)
- Bildgebende Verlaufskontrollen

36.1.1.3 Avulsionsfrakturen (v. a. bei Jugendlichen/Sportlern)

- Zum Beispiel Spina iliaca anterior superior/inferior
- Tuber ischiadicum
- **Therapie:** Schonung, NSAR, Teilbelastung
- Rückkehr zum Sport nach ca. 6–8 Wochen

36.1.1.4 Beckenprellung/Weichteilverletzung

- Nach Sturz oder Trauma ohne Fraktur
- **Therapie:** Kühlung, Schmerzmedikation, Frühmobilisation

Grenzen von nicht konservativ behandelbaren traumatologischen Beckenverletzungen (Tab. 36.1)

Tab. 36.1 Grenzen von nicht konservativ behandelbaren Beckenverletzungen

Verletzung	Grund für Operation
Instabile Beckenringfrakturen (AO/Tile Typ C)	Gefahr innerer Blutung, Organverletzung
Dislozierte Frakturen des Sakrums	Nervenkompression möglich
Frakturen mit hämodynamischer Instabilität	Lebensbedrohlich
Beckenfrakturen mit Blasen- oder Darmverletzung	Operative Versorgung notwendig
Offene Beckenfrakturen	Infektionsgefahr, komplexe Versorgung

36.1.1.5   Hüftdysplasie

Deutschland, Schweiz und Österreich
Ist die Ultraschalluntersuchung im Sinne von Graf ein Standardverfahren, fester Bestandteil der U-Untersuchungen (U3) in Deutschland z. B.:

- Ziel: Früherkennung und frühe Therapie, um invasive Maßnahmen (z. B. Operation) zu vermeiden
- Durchführung: meist durch geschulte Kinderärzte oder Orthopäden
- Wertigkeit: sehr hoch, aber Fehleranfälligkeit, untersucherabhängig, insgesamt Prognose der HD weiterhin limitiert, neurologische HD insbesondere kritisch
- Gilt dennoch als unverzichtbar für die präventive Kindermedizin

(Abb. 36.1)

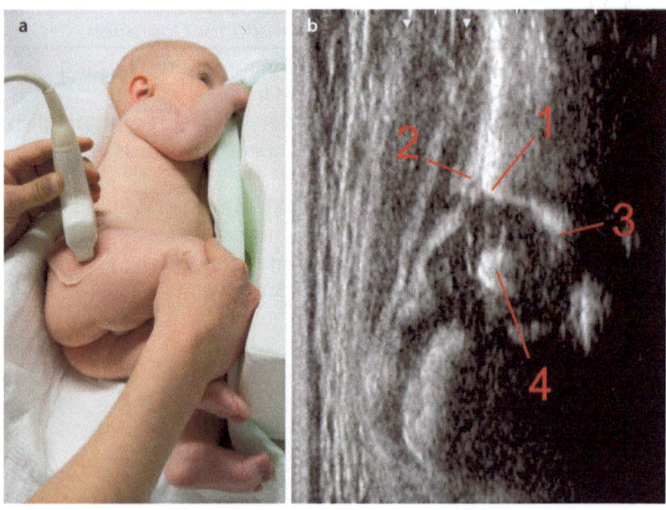

Abb. 36.1   Hüftsonographie beim Säugling. (Aus Grifka 2021)

USA
- Kein flächendeckendes Screening per Ultraschall
- Fokus auf klinische Untersuchung (Ortolani-/Barlow-Test)
- Ultraschall nur bei Risikofaktoren (z. B. Beckenendlage, familiäre Vorbelastung)
- Teils wegen Kosten-Nutzen-Debatte und Überdiagnose-risiko zurückhaltender Einsatz
- Wertigkeit: Mittel, kein Routineverfahren

Großbritannien
- Ähnlich wie USA: selektives Screening bei Risikogruppen
- Die nationale Empfehlung (NHS) sieht Ultraschall nur bei auffälligem klinischem Befund oder Risiko vor.
- Wertigkeit: Mittel, nur bei Bedarf

Skandinavien
- Schweden und Norwegen nutzen ebenfalls selektives Screening.
- Eher Vertrauen in klinische Untersuchung und spätere Diagnostik
- Studien zeigen aber, dass sie bei konsequenter Durchführung ebenfalls gute Ergebnisse erzielen.
- Wertigkeit: Mittel, aber kein allgemeines Screening

Weitere Länder
- In vielen Ländern (z. B. Frankreich, Italien, Osteuropa) variiert der Einsatz stark je nach Region und Zugang zu spezialisierten Untersuchern. Eher Ausnahme.

1. Ziel der Untersuchung
- Frühzeitige Diagnose einer Hüftdysplasie oder -luxation
- Frühzeitige Behandlung → bessere Prognose, Vermeidung von Operationen

2. Technische Voraussetzungen

- Ultraschallgerät mit hochauflösendem Sondenkopf (7,5–12 MHz, linear)
- Erfahrener Untersucher, geschult in der Methode nach Graf
- Säugling in entspannter, warmer Umgebung (meist < 6. Lebenswoche)

3. Durchführung – Methode nach Graf

- Positionierung des Kindes
- In Seitenlage (zuerst linke Hüfte, dann rechte)
- Beine locker, nicht gestreckt
- Becken parallel zur Untersuchungsliege
- Schallkopfplatzierung
- Koronare Ebene der Hüfte durch die seitliche Beckenregion
- Standardisierte Schnittebene („Standardebene") muss bestimmte anatomische Strukturen zeigen:
- Ilium (gerade und scharf)
- Acetabulum (Pfanne)
- Femurkopf
- Knorpelanteile (Labrum, Trigonum cartilaginum)

4. Messparameter nach Graf

- Die Beurteilung erfolgt anhand von Winkeln, die im Ultraschallbild gemessen werden:

Winkel	Bedeutung
α-Winkel	Dachwinkel: Knochenbedeckung des Femurkopfs (je größer, desto besser)
β-Winkel	Knorpelbedeckung: Form des Labrums und Trigonums

- Konservative Maßnahmen der Hüftdysplasie beim Kind unterscheidet sich deutlich von der Behandlung eines ausgewachsenen Menschen
- Beim Kind kommen folgende Therapien zur Anwendung:
- Spreizung mit speziellen Hosen oder Anbringung des Oberschenkels in abduzierter Position (z. B. Pavlik-Bandage oder Pavlik-System), insbesondere bei Säuglingen bis ca. 6–9 Monaten
- Regelmäßige bildgebende Kontrolle (Ultraschall bei Säuglingen, ggf. später Röntgen) zur Überwachung der Gelenkentwicklung
- Bei eingeschränkter Abduktion oder unzureichender Zentrierung ggf. Wechsel oder Anpassung der Bandage/Schiene
- Behandlung von begleitenden Dysplasien bzw. Instabilitäten durch angepasstes Korsett oder Spanngurte gemäß Befund
- Nach dem Lösen der Bandage ggf. Fortführung von Orientierungstraining, Muskelaufbau, Beweglichkeits- und Kräftigungsübungen

Grenzen der konservativen Therapie einer Hüftdysplasie bzw. Hüftluxation

Operationen der Hüftdysplasie bzw. Hüftluxation bei Jugendlichen oder jungen Erwachsenen erfolgen typischerweise, wenn konservative Therapien ausgeschöpft sind, Stabilität, Zentrierung oder ausreichende Formung der Gelenkpfanne nicht erreicht wurden. Entscheidende Faktoren sind Alter, Grad der Dysplasie, Fraktur-/Kopfkopflage, Schmerz, Funktionsverlust und Fortbestehen des Risikos einer Arthrose oder Subluxation.

Fortbestehende Instabilität, Verschlechterung der Femurkopflage oder fortschreitende Verformung

Alter typischerweise ab ca. 12–16 Jahren bis späte Adoleszenz bzw. junger Erwachsener, je nach Stabilität der Wachstumsfugen und klinischem Befund

Operative Therapien: Salter, Tönnis-Osteotomie, Ganz-Osteotomie, Beinosteotomie oder periacetabuläre Osteotomien zur Verbesserung der Pfannenabdeckung

Femurosteotomien zur Korrektur der Femurkopfform oder Längsachse sog. Umstellungsoperationen

Spätere Eingriffe bei nicht mehr wachsendem Knochen beim jungen Erwachsenen

Periacetabuläre Osteotomie (PAO) zur Umgruppierung der Hüftpfanne über dem Kopf, oft bei jungen Erwachsenen

Korrekturosteotomien des Oberschenkels oder der Hüftpfanne kombiniert

Arthroskopische oder offenchirurgische Maßnahmen zur Vereinfachung von Degeneration, Sliding-Shead-Repositionen, ggf.

bei älteren Erwachsenen Gelenkersatz (Kopf-Prothese), wenn Arthrose fortschreitet.

36.2   Bein

Die konservative Behandlung von Beinverletzungen ist bei stabilen, nichtdislozierten oder gut reponierbaren Verletzungen möglich – vor allem, wenn keine Gefäß- oder Nervenbeteiligung besteht. Je nach Lokalisation (Oberschenkel, Knie, Unterschenkel, Fuß) unterscheiden sich Indikation und Maßnahmen.

36.2.1 Konservativ behandelbare Beinverletzungen

36.2.1.1 Oberschenkelschaftfraktur (Femur) – begrenzt konservativ

Nur bei bestimmten Patientengruppen, z. B.:

- Bettlägerige, alte Patienten
- Kindliche Grünholzfrakturen

Therapie: Schienenbehandlung (z. B. Extensionsbehandlung), Schmerztherapie, Thromboseprophylaxe, Bettlägerigkeit mit Dekubitusprophylaxe, regelmäßig ist aber die Operation nötig und eine konservative Maßnahme eine Ausnahme.

36.2.1.2 Oberschenkelprellung/ Muskelzerrung/Muskelfaserriss

- Zum Beispiel: häufig verletzte Muskeln – M. quadriceps, ischiokrurale Muskulatur
- **Therapie:**
- PECH-Regel (Pause, Eis, Kompression, Hochlagern)
- NSAR
- Schonung, dann langsamer Belastungsaufbau
- Physiotherapie

36.2.1.3 Patellafraktur (Kniescheibenbruch) – stabil, nicht disloziert

- Konservativ, wenn Fraktur ohne Dislokation (< 2 mm)
- Streckapparat erhalten
- Therapie: Knieschiene in Streckstellung (Orthese)

- Teilbelastung mit Gehstützen
- Frühfunktionelle Mobilisation nach ca. 2 Wochen

36.2.1.4 Bandverletzungen im Knie (z. B. Innenbandruptur)

- Konservativ möglich, bei isolierter Innenbandruptur, geringer Seiteninstabilität

Therapie Knieorthese (z. B. für 6 Wochen)
- Belastung je nach Schmerzlage, Physiotherapie (Koordination, Stabilität)
- Die konservative Therapie bei Kreuzbandrupturen (v. a. vorderes Kreuzband, VKB) ist eine etablierte Behandlungsoption – vor allem bei bestimmten Patientengruppen und unter definierten Voraussetzungen. Ziel ist es, Stabilität, Funktion und Belastbarkeit des Knies auch ohne Operation wiederherzustellen.
- Das VKB ist ein zentraler Stabilisator im Kniegelenk. Eine Ruptur führt oft zu Instabilität, vor allem bei sportlich aktiven Menschen. Dennoch muss nicht jede Ruptur operiert werden.

Indikationen für konservative Therapie
- Geringe funktionelle Instabilität
- Keine weiteren strukturellen Schäden (z. B. Meniskus, Knorpel)
- Niedriges Aktivitätsniveau (z. B. ältere, wenig sportlich aktive Patienten)
- Patient wünscht keine Operation
- Bereits vorhandene degenerative Veränderungen (z. B. Arthrose)
- Ziele der konservativen Therapie

- Wiederherstellung der Muskelkontrolle und Gelenkstabilität
- Erhalt bzw. Wiedererlangung der Beweglichkeit
- Prävention von Spätfolgen (Instabilität, Meniskusschäden, Arthrose)
- Rückkehr zur Alltagsaktivität oder ggf. zum Sport

1. Akutphase (0–6 Wochen)
- Schonung, Kühlung, Hochlagerung (PECH-Regel)
- Ggf. Orthese zur Stabilisierung
- Schmerz- und Entzündungshemmung (NSAR)
- Lymphdrainage, Kälteanwendungen
- Frühfunktionelle Physiotherapie: passive/assistive Mobilisation

2. Aufbauphase (6–12 Wochen)
- Aktive Mobilisation, Muskelkräftigung (insb. Quadrizeps, ischiokrurale Muskulatur)
- Propriozeptionstraining (Gleichgewicht, sensomotorisches Training)
- Koordinationsübungen (z. B. auf Wackelbrett)
- Ggf. Tragen einer funktionellen Knieorthese bei Belastung

3. Funktionsphase (> 12 Wochen)
- Steigerung der Belastung, dynamisches Training
- Sportartspezifisches Training (nur bei fehlender Instabilität)
- Alltagsintegration der Übungen
- Rückkehr zu kontrollierten sportlichen Aktivitäten frühestens nach 4–6 Monaten (je nach Verlauf)

Begleitmaßnahmen
- Patientenschulung: Verhalten im Alltag, Vermeidung von „Giving-way-Situationen"

- Ggf. Anpassung von Sportgewohnheiten
- Regelmäßige klinische Verlaufskontrollen
- Bildgebung (MRT, falls erforderlich)

Grenzen und Risiken
- Instabilität bleibt bei ca. 30–40 % der Patienten bestehen → erhöhtes Risiko für Sekundärschäden (v. a. Meniskus)
- Bei jungen, sportlich aktiven Patienten (Pivot-Sportarten wie Fußball, Basketball, Skifahren) wird meist eine operative Rekonstruktion empfohlen.
- Versagen der konservativen Therapie → sekundäre Operation möglich

> „Nicht jede Kreuzbandruptur muss operiert werden – aber jede muss behandelt werden."

(Abb. 36.2)

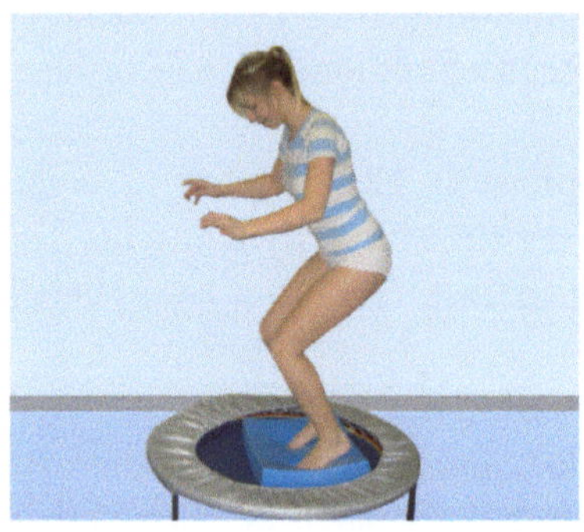

Abb. 36.2 Kreuzbandverletzung. (Aus Mayer und Siems 2019)

Die konservative Therapie von Seitenbandrupturen am Knie – also Verletzungen des medialen (Innenband, MCL) oder lateralen (Außenband, LCL) Seitenbandes – ist in vielen Fällen eine erfolgreiche Behandlungsstrategie, insbesondere bei isolierten, niedriggradigen Rupturen. Ziel ist die Wiederherstellung von Stabilität, Schmerzfreiheit und Funktion des Kniegelenks ohne Operation.

- Innenband (mediales Kollateralband, MCL): verläuft vom Oberschenkel zum Schienbein (Femur → Tibia); häufiger verletzt, da es bei Valgusstress (z. B. bei Skistürzen) belastet wird
- Außenband (laterales Kollateralband, LCL): verläuft vom Oberschenkel zum Wadenbein (Femur → Fibula); seltener isoliert verletzt, häufiger kombiniert mit komplexen Knieverletzungen

Indikation
- Grad I–II Seitenbandrupturen (Teilrupturen oder inkomplette Rupturen)
- Isolierte Verletzungen ohne Begleitverletzungen (z. B. Meniskus, VKB, LCL-Komplex)
- Keine relevante Gelenkinstabilität
- Kooperative Patienten, die Rehabilitationsmaßnahmen konsequent umsetzen
- Ziele der konservativen Therapie:
- Wiederherstellung der Bandheilung durch kontrollierte Mobilisierung
- Erhalt bzw. Wiederherstellung der vollen Gelenkfunktion
- Vermeidung chronischer Instabilität
- Schmerz- und Entzündungsreduktion
- Frühzeitige Rückkehr zu Alltag und ggf. Sport

1. Akutphase (0–2 Wochen)

- PECH-Regel: Pause, Eis, Kompression, Hochlagerung
- Ruhigstellung: z. B. in einer bewegungslimitierenden Schiene (Orthese) – je nach Schwere 1–3 Wochen
- Belastung: je nach Stabilität Teilbelastung bis schmerzadaptierte Vollbelastung
- Medikamentös: NSAR bei Schmerzen und Schwellung
- Physiotherapie: Lymphdrainage, sanfte Mobilisierung (passiv/assistiv)

2. Frühfunktionelle Phase (2–6 Wochen)

- Tragen einer funktionellen Orthese (z. B. MCL-Schiene, ggf. mit Bewegungslimitierung)
- Physiotherapie: aktive Mobilisation, Muskelkräftigung (Quadrizeps, ischiokrurale Muskulatur)
- Propriozeptionstraining (z. B. Balance-Pad)
- Ziel: vollständige Beweglichkeit und schmerzfreie Belastung

3. Aufbauphase (ab 6 Wochen)

- Steigerung der muskulären Belastbarkeit
- Dynamisches Stabilitätstraining
- Sportartspezifisches Training bei Rückkehr zum Sport
- Rückkehr zu vollem Sportniveau meist nach 8–12 Wochen, abhängig von Bandheilung und Stabilität

Klinische Kontrolle des Seitenstabilitätstests (Valgus-/Varusstress)

- Ggf. MRT-Kontrolle, wenn Verlauf unklar oder Schmerzen/Stabilitätsprobleme bestehen
- Anpassung der Therapie je nach Fortschritt
- Grad-III-Rupturen mit kompletter Instabilität (v. a. LCL) → häufig operative Versorgung notwendig

- Kombinationsverletzungen (z. B. mit VKB-Ruptur, posterolateraler Ecke) → oft Operationsindikation
- Chronische Instabilität → operative Bandrekonstruktion möglich

36.2.1.5 Unterschenkelfrakturen – nur bei stabilen, nichtdislozierten Brüchen

Isolierte Fibulafraktur (z. B. Weber A)
Therapie:

- Unterschenkelgips oder Orthese
- Teil- oder Vollbelastung nach Schmerzlage

Tibiakontusion/Schienbeinprellung
- Therapie Kühlung, Schonung, Schmerztherapie
- Kompression bei Schwellung

36.2.1.6 Sprunggelenksverletzungen

Bänderdehnung/-teilruptur (Supinationstrauma)
Therapie:

- Die konservative Behandlung einer Sprunggelenkbandverletzung, typischerweise eines Umknicktraumas (= Supinationstrauma), ist in den meisten Fällen Standardtherapie, da diese Verletzungen häufig funktionell stabilisierbar und vollständig ausheilbar sind – ohne Operation.
- Meist betroffen: laterale Bandstrukturen (v. a. vorderes talofibulares Band – ATFL)
- Verletzungsmechanismus: Supination und Plantarflexion → typisches „Umknicken nach außen"
- Seltener betroffen: mediale Bänder (Deltoidband) oder Syndesmose (Tab. 36.2)

Tab. 36.2 Tabellenunterschrift

III	Komplette Ruptur, ggf. mit Instabilität	Instabil	Meist konservativ, Operation nur bei Versagen der konservativen Therapie oder Profisportlern, da sehr hohe Belastung für das Gelenk besteht

- PECH-Regel
- Orthese (z. B. Aircast), frühfunktionell
- Belastung nach Schmerzlage

Frakturen Sprunggelenk (z. B. Weber A)
Konservativ, wenn:

- Außenknöchelfraktur unterhalb der Syndesmose
- Keine Instabilität
- Therapie Unterschenkelgips oder VACOped-Schuh
- 6 Wochen Ruhigstellung

36.2.1.7 Mittelfuß- und Zehenfrakturen (z. B. Metatarsale, Phalangen)

Konservativ, wenn:

- Fraktur nicht disloziert ist und
- keine Rotationsfehlstellung besteht.
- Therapie Vorfußentlastungsschuh, Tape, ggf. Gips
- Belastung nach Schmerzlage

36.2.1.8 Prellungen, Hämatome, Weichteilverletzungen

Zum Beispiel nach stumpfem Trauma
Therapie: PECH-Regel, NSAR, Mobilisation bei abnehmenden Beschwerden

36.2.1.9   Klumpfuß

Ein Klumpfuß (Abb. 36.3) ist eine angeborene Fehlstellung des Fußes mit folgenden Hauptkomponenten:

- Spitzfuß (Pes equinus) – Ferse ist angehoben
- Sichelfuß (Pes adductus) – Vorfuß nach innen gedreht
- Hohlfuß (Pes cavus) – Fußsohle überhöht
- Supination – Fußsohle zeigt nach innen/oben
- Die Klumpfußtherapie (medizinisch: Therapie des Pes equinovarus adductus congenitus) zielt darauf ab, einen funktionsfähigen, belastbaren und schmerzfreien Fuß zu erreichen – idealerweise ohne oder mit möglichst wenigen operativen Eingriffen.
- Fehlstellung eines kongenitalen Klumpfußes tritt nur bei ca. 0,1–0,2 % aller Neugeborenen auf. Hat ein Elternteil bereits einen Klumpfuß, steigt das Risiko auf bis zu 11 %.
- Der Klumpfuß ist eine komplexe Fehlstellung mit einem einwärts gekippten Rückfuß, einwärts gehaltenen Vorfuß- und Spitzfußstellung bei verkürzter Achillessehne.

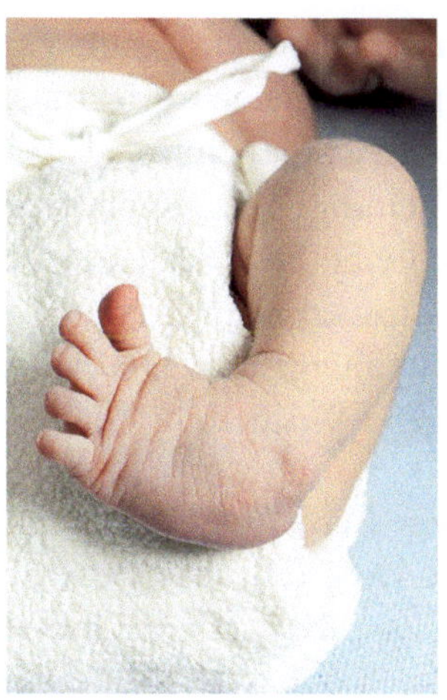

Abb. 36.3   Klumpfuß. (Aus Roth 2021)

- Früher wurde der Klumpfuß sehr häufig mit einer oder mehreren Operationen und einer langwierigen Gipsbehandlung korrigiert. Mittlerweile wird auch die in den 1950er-Jahren entwickelte Methode nach Ponsetti (entwickelt von Ignacio Ponsetti) angewendet.

Die Methode wurde zu Beginn der 2000er-Jahre in Deutschland zum Standard. Diese Behandlungsform besteht aus drei Phasen:

1. **Die Redressionsphase:** Diese Phase versucht man bereits in den ersten Lebenswochen einzusetzen. Der Fuß wird sukzessiv redressiert (= geradegerichtet) und wöchentlich in einem Gips retiniert (zurückgehalten). In dieser mehrwöchigen Behandlung wird der Fuß um ca. 70 % von der Körpermitte weggespreizt (Abduktion), gemessen gegen die Kniegelenk-Bewegungsachse. Die Achillessehnenverkürzung wird durch einen kleinen operativen Eingriff korrigiert. Anschließend erfolgt wieder eine Behandlung mit Gips, sodass die Sehne wieder zusammenwachsen kann.

2. **Die Tenotomie:** Diese wird angewendet, wenn durch die Redressionsphase keine Korrektur stattgefunden hat. Hierbei wird die Achillessehne lokal betäubt und mittels Skalpells vollständig quer durchtrennt. Mehrheitlich wird hierdurch eine Dorsalextension des Fußes erzielt. Durch einen Gipsverband wird der Fuß nun nochmal 3 bis 4 Wochen ruhiggestellt Die Achillessehne verheilt innerhalb weniger Wochen.

3. **Denise-Browne-Schienung:** Anschließend wird dem Patienten eine Denise-Browne-Schienung angelegt, die ganztägig getragen wird. Hierbei handelt es sich um auf

Metallschienen befestigte Therapieschuhe, die variable gedreht werden können. Der Klumpfuß wird nun in 70 Grad, der nicht betroffene Fuß in 40 Grad Außenrotation fixiert. Nach etwa 3 bis 4 Monaten kann das Tragen der Schiene auf 15 h reduziert werden. Verbessert sich das Ergebnis, muss die Schiene nur noch nachts getragen werden, allerdings bis zum vierten Lebensjahr.

Die Weiterbehandlung erfolgt in den ersten 5 Lebensjahren dann durch eine Abduktionsschiene. Diese trägt das Kind nachts und während des Mittagsschlafes. Wird diese Behandlung konsequent durchgeführt, lassen sich sehr gute Ergebnisse erzielen.

Heutzutage ist der Goldstandard weltweit die Ponseti-Methode, ergänzt ggf. durch eine kleine Operation der Achillessehne.

(Abb. 36.4)

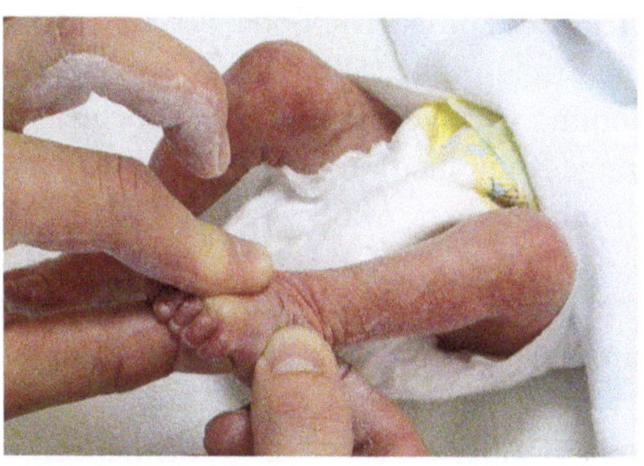

Abb. 36.4 Klumpfußredression. (Aus Grifka 2021)

Ablauf

1. Frühzeitiger Behandlungsbeginn (1.–2. Lebenswoche)
   * Ziel: Gelenke und Bänder sind noch weich und gut korrigierbar
2. Seriengipsbehandlung (meist 5–7 Gipse)
   * Wöchentlicher Wechsel des Oberschenkelgipses
   * Schrittweise Korrektur der Fehlstellung (in genau definierter Reihenfolge)
3. Achillotenotomie (kleiner Eingriff)
   * In über 80–90 % der Fälle notwendig
   * Durchtrennung der verkürzten Achillessehne (minimal-invasiv, meist ambulant)
   * Danach letzte Gipsruhigstellung für ca. 3 Wochen
   * Schienenbehandlung (Erhaltungstherapie)
   * Dennis-Browne-Schiene (Abduktionsschiene)
   * 23 h/Tag für 3 Monate
   * Danach nur nachts bis zum 4.–5. Lebensjahr
   * Ziel: Rückfall (Rezidiv) vermeiden
   * Vorteile der Ponseti-Methode
   * Hohe Erfolgsquote (> 95 %)
   * Schonung von Weichteilen und Knochen
   * Geringe Komplikationsrate
   * Weltweit etabliert, evidenzbasiert

Bei sehr schweren, vernachlässigten oder therapieresistenten Fällen kann eine operative Korrektur notwendig sein:

* Weichteileingriffe: z. B. Sehnenverlängerung, Kapselspaltungen

- Knochenoperationen: z. B. Osteotomien bei älteren Kindern
- Komplexe Rekonstruktionen: meist nur bei Spätfällen oder Syndromen
- Aber: Mehr Operationen führen langfristig oft zu Steifigkeit und schlechterer Funktion → möglichst vermeiden!

Rückfall (Rezidiv)

Rückfälle können v. a. auftreten bei:

- Unzureichender Gips- oder Schienentherapie
- Frühzeitigem Absetzen der Schiene
- Nichteinhaltung des Behandlungsplans durch die Eltern
- Daher sind Elternaufklärung und Compliance entscheidend.

Zusammenfassung: Klumpfußtherapie s. Tab. 36.3.

Tab. 36.3 Klumpfußtherapie

Maßnahme	Ziel	Zeitpunkt
Frühzeitiger Behandlungsbeginn	Nutzen der Gewebeplastizität	1.–2. Lebenswoche
Seriengipse (Ponseti)	Schrittweise Korrektur	4–8 Wochen lang
Achillessehnentenotomie	Behebung des Spitzfußes	Nach letzter Korrektur
Schienenbehandlung	Stabilisierung, Rezidivprophylaxe	Bis zum 4.–5. Lebensjahr
(Evtl.) Operationen	Nur bei schweren Fällen	Individuell

Nicht konservativ behandelbare Beinverletzungen (Tab. 36.4)

Tab. 36.4 Nicht konservativ behandelbare Beinverletzungen

Verletzung	Grund für Operativ
Dislozierte Frakturen (Femur, Tibia, Sprunggelenk)	Achsabweichung, Heilungsstörung
Kreuzbandruptur (v. a. bei sportlich aktiven Patienten)	Instabilität
Offene Frakturen	Infektionsrisiko
Kompartmentsyndrom	Akutversorgung notwendig
Luxationen (z. B. Kniescheibe mit Osteochondralfraktur)	Instabilität, Knorpelschaden

36.2.1.10   Plantarfasziitis

Als Plantarfasziitis bezeichnet man die Entzündung der Plantarfaszie in der Fußsohle. Sie erstreckt sich vom knöchernen Ansatz des Fersenbeins bis zu den Zehenknochen. Sie soll Muskeln und Knochen beim Aufsetzen des Fußes schützen.

Eine Plantarfasziitis ist eine Entzündung, die durch chronische Reizung entsteht. Sie wird häufig mit einem Fersensporn verwechselt. Diese Entzündung entsteht durch Überbelastung, etwa durch Joggen oder häufiges und langes Stehen. Das Bindegewebe, welches eigentlich straff ist, wird zu lange angespannt. Mikroskopisch entstehen kleine Risse, aus denen heraus sich eine Entzündung bildet.

Bei jeder Belastung der Füße macht sich der Schmerz dann bemerkbar. Merkt man den Schmerz auf der Fußinnenseite, hängt dies damit zusammen, dass man beim Gehen die Füße über die Fußinnenseite abrollt und die Plantarfaszie dadurch am meisten gedehnt wird.

Der Fersensporn entwickelt sich in diesem Zusammenhang als knöcherne Ausziehung.

Im fortgeschrittenen Stadium tritt der Schmerz auch in der Ruhephase auf, also ohne dass man steht oder geht.

Ist diese Entzündung diagnostiziert, wird sie mit Verordnungen von Einlagen und Gelkissen sowie Akkupunktur und Stoßwellentherapie behandelt.

Medikamentenseitig wird auf Antirheumatika zurückgegriffen. Diese wirken der Entzündung entgegen.

Bei der Stoßwellentherapie werden Schallwellen direkt auf den Schmerzpunkt gegeben. Durch rhythmische Wellen kann der Schmerzpunkt gelöst werden. Die Therapie regt außerdem die Durchblutung und den Abbau überschüssiger Kalkablagerungen an.

Eine Sitzung dauert nur wenige Minuten und lindert den Schmerz direkt. Je nach Schweregrad der Entzündung ist die Anzahl der verordneten Sitzungen unterschiedlich.

Grenzen einer konservativen Therapie
Wenn dauerhafte Symptome bestehen und über 12 Monate trotz angemessener konservativer Therapien (Physiotherapie, Einlagen, schmerzbezogene Medikation, ggf. Kortisoninjektionen, Schlag- oder Stoßwellentherapie) keine Besserung erfolgt, ist eine operative Intervention zu diskutieren.

- Operative Verfahren sind:
  - Offene Tenosynovektomie/Plantarfasziotomie (teilweise Freilegen der Plantarfaszie).
  - Endoskopische Plantarfasziotomie
  - Débridement verknöcherter oder degenerativ veränderter Plantarfaszieanteile
  - Korrektur begleitender Strukturen (z. B. Fersensporn), nur falls vorhanden.

36.2.2 Fersensporn

Ein Fersensporn ist ein knöcherner Fortsatz, der sich am Fersenbein bildet. Es gibt zwei Varianten:

- Der untere Fersensporn ist der am häufigsten vorkommende Fersensporn.
  - Der Dorn, der die Schmerzen verursacht, bildet sich dabei am Ansatz der Sehnenplatte der Fußsohle und zeigt in Richtung der Zehen.
  - Beim „oberen Fersensporn" bildet sich der Dorn an der Rückseite des Fersenbeins, am Ansatz der Achillessehne. Es kommt zu Mikrotraumen, kleinen Rissen, die sich entzünden und somit den Schmerz verursachen.
- Der Fersensporn ist eine Reaktion des Körpers. Über die Jahre flacht das Längsgewölbe des Fußes ab, die Plantarfaszie gerät unter Zug und es kann zu Reizungen am Faszien-Ursprung kommen. Um die nötige Stabilität zu gewährleisten, lagert der Körper Kalk an den entsprechenden Stellen ein. Ändert sich nichts an der Fehlbelastung, entzündet sich das Gewebe und es kommt zu Schmerzen.
- Gründe für einen Fersensporn können Übergewicht (Überbelastung der Füße), mangelhafte Bewegung (zu schwache Muskulatur), eine verkürzte Wadenmuskulatur oder auch Wirbelsäulenfehlstellungen sein. Aber auch falsches Schuhwerk kann zum Auslöser werden.
- Kurzfristig helfen gepolsterte Fersenkissen oder etwas höhere Absätze, die die Fersen beim Laufen entlasten. Die Schwellung des Gewebes geht zurück und die Entzündung kann abklingen.
- Sind Becken- oder Wirbelsäulenfehlstellungen ausgeschlossen, hilft natürlich auch die Entlastung der Füße.

Sie kann durch Reduzierung des Übergewichts, durch Aufwärmübungen vor dem Sport und Ruhephasen herbeigeführt werden.

- Geeignetes Schuhwerk für Sport und Freizeit helfen ebenfalls dabei, die Füße zu schonen. Durch Physiotherapie werden mittels Dehnung die Muskeln und Sehnen gekräftigt. Auch die extrakorporale Stoßwellentherapie (ESWT), bei der der Arzt Stoßwellen auf die betroffene Stelle lenkt, führt eine Besserung herbei.

Grenzen einer konservativen Therapie

Wenn dauerhafte Schmerzen/Funktionsverlust trotz konservativer Therapien (z. B. Schuh- und Einlagenberatung, Physiotherapie, Entlastung, Schmerzmedikation, Stoß-/Schallwellentherapie, ggf. Kortisoninjektionen) über 12 Monate bestehen, muss auch eine operative Therapie erörtert werden.

- Als operative Verfahren kommen in Betracht:
    - Offene oder endoskopische Dekompression
    - Exzision des Fersensporns (Spornentfernung) oder Débridement degenerativer Anteile.
    - Begleitpathologien beseitigen

Literatur

Grifka J (2021) Orthopädie Unfallchirurgie, 10. Aufl. Springer, Heidelberg

Mayer C, Siems W (2019) 100 Krankheitsbilder in der Physiotherapie, 2. Aufl. Springer, Heidelberg

Roth P (1978) Bestimmung der Volumenelastizität des okularen, avaskularen Kompartiments in vivo und post mortem. Max Planck Institut Herz-Kreislaufforschung Bad Nauheim, Eigenverlag Giessen

Roth P (14.09.1979) Stellung der Onkologie im Medizinstudium, in: Deutsche Medizinische Wochenschrift, Nr. 37, S 1316, Georg Thieme Verlag Stuttgart

Roth P (23.10.1980) „Hausarzt hilft immer", Deutsches Ärzteblatt Heft 43 vom 23. Oktober 1980 Blatt 2561–2562, Ärzteblattverlag Köln

Roth P (November 1990) Ambulante Operationen in der Orthopädie, Orthopädische Praxis, S 746–748, Medizinisch Literarische Verlagsgesellschaft Uelzen

Roth P (Mai 1993) Sportorthopädische Rehabilitationsklinik. Orthopädische Praxis, Medizinisch Literarische Verlagsgesellschaft Uelzen

Roth P (1996) Lehrbuch: ambulante Operationen in der Orthopädie und Unfallchirurgie. Thieme, Stuttgart

© Der/die Herausgeber bzw. der/die Autor(en), exklusiv lizenziert an Springer-Verlag GmbH, DE, ein Teil von Springer Nature 2026
P. Roth, *Konservative Orthopädie und Unfallchirurgie*,
https://doi.org/10.1007/978-3-662-72933-5

Roth P (März 1999) Einsatz künstlicher Gelenke im Krankenhaus Prenzlauer Berg. transparent, Berlin, S 2 , Eigenverlag des Krankenhaus Prenzlauer Berg

Roth P (2000) Herausgeber: Newsletter Medizinrecht. Thieme, Stuttgart

Roth P (5/2001) Ablösesummen im Vertrags-und Amateursport, in Arbeit und Arbeitsrecht

Roth P (2003) Mitautor des Manuals über Osteoporose, Eigenverlag Darmstadt

Roth P (15.12.2004) Integrierte Versorgung im Gesundheitswesen. Wiesbaden, Vortrag

Roth P (2021) Unnötige Operationen, 2. Aufl. tredition, Hamburg

Roth P (2022) Vorsicht Operation. tredition, Hamburg

Roth P Thromboembolieprophylaxe bei ambulant durchgeführten arthroskopischen Meniskusoperationen, Orthop. Praxis 5/1995, Medizinisch Literarische Verlagsgesellschaft Uelzen

Roth P (1995) Ambulante Operationen Fortschritte der Medizin. Nr. 20–21, MMW Springer Verlag Heidelberg

Roth P (Dezember 2007) Ursächlicher Zusammenhang zwischen Osteoporose und M. Parkinson: In Deutscher Parkinson Verband 10/2007, S 8–10 und S 23–24, Eigenverlag, Neuss

Roth P (17.04.2007) Grundlagen Desinfektion und Hygiene: Biostoffverordnung Bad Urach

Roth P Mobbing eines Krankenhausarztes, Anmerkungen zum Urteil des Bundesarbeitsgerichtes AZ 8 AZR 593/06. Hessisches Ärzteblatt 11/2009 auf S 736–737, Frankfurt am Main

Roth P Heimliche Filmaufnahmen in Arztpraxen verletzten das Persönlichkeitsrecht des Arztes, Hess. Ärzteblatt 6/2010, S 378, Frankfurt am Main

Roth P Erstattungsfähigkeit von Medizinprodukte durch die private Krankenversicherung Zeitschrift: Medizinprodukterecht MPR, Momos Verlag Düsseldorf

Roth P Die Konkurrentenklage des Vertragsarztes unter besonderer Berücksichtigung von § 116 b SGB V; Zeitschrift Medizinrecht, Springer Verlag, Heidelbeg

Roth P (02.08.2010) Skoliose – konservative Behandlung: Pirmasenser Zeitung, Verlag Rheinpfalz, Ludwighafen

Stichwortverzeichnis

A

Akupunktur, 98
Alterstraumatologie, 99
Armplexusläsionen, 116–119
Arthritis, 41
    bakterielle, 43
    eitrige, 43
Avulsionsfrakturen, 161

B

Band- und
    Kapselverletzungen,
    154–155
Bandscheibenvorfall,
    128–129
Bandverletzungen, 168–173
Beckenprellung, 161–162
Beckenringfraktur, 160
Beckenverletzungen,
    160–166

Blutungen
    intrakranielle, 109
Bursitis subacromialis, 147

C

Chirotherapie, 6
Chondrokalzinose, 57

E

Elektrotherapie, 17
Ellenbogenverletzungen, 151

F

Facettensyndrom, 114
Fersensporn, 182
Fingerfrakturen, 154
Frakturen, 154
Frozen Shoulder, 148

G

Galeazzi, 153
Gelenkchondromatose, 61
Gicht, 53
Gichtanfall, 54
Gichtarthritis, 54
Gips, 25

H

Handverletzungen,
      154–158
Hüftdysplasie, 162–166
Humeruskopffraktur,
      144–145
HWS-Bandscheibenvorfall,
      113
HWS-Distorsion, 112
HWS-Prellung, 112

I

Impingement-Syndrom, 147
Interkostalneuralgie, 137

K

Kalottenfrakturen, 109
Karpaltunnelsyndrom, 156
Kielbrust, 135–136
Klavikulafraktur, 144
Klumpfuß, 175
Knochennekrose, 91
Kopfverletzungen, 107

L

Leberverletzungen, 140
Luxationen/Subluxationen
      kleiner Gelenke, 155

M

M. Forestier, 129–132
M. Scheuermann, 129–132
Magnetfeldtherapie, 17
Massage, 13
Massagetherapie, 13
Mittelfuß- und
      Zehenfrakturen, 174
Mittelhandfrakturen, 154
Monteggia, 153
Morbus Baastrup,
      122–128
Morbus Bechterew, 48
Morbus Sudeck (CRPS),
      79
Muskelfaserriss, 167
Muskulärer
      Schiefhals, 115–116
Myofasziale Schmerzen,
      138

N

Nagelbettverletzungen,
      156
Nervenreizsyndrome,
      156–158

O

Oberarmbruch, 150–151
Oberschenkelschaft-
    fraktur, 167
Orthopädie
    technische, 23
Orthopädietechniker, 23
Osteopath, 7
Osteopathie, 7

P

Patellafraktur, 167–168
Plantarfasziitis, 180–181
Ponsetti, 176
Postkommotionelles
    Syndrom, 110
Psoriasis, 51
Psoriasis-Arthritis, 51
Psychosomatik, 95

R

Radiusfraktur, 151
Rehabilitation
    medizinische, 29
Retroperitoneale
    Blutung, 141
Rheuma, 47
Rippenprellung, 136
Rotatorenmanschettenruptur,
    146–147

S

Sarmiento, 27
Schädel-Hirn-Trauma, 108

Schleudertrauma, 112
Schmerztherapie, 97
Schulterprellung, 145
Schultersteife, 148
Sehnenverletzungen, 155
Skaphoidfraktur, 154
Skoliose, 129–132
Spondylolisthesis, 122–128
Spondylose, 122–128
Sprunggelenksverletzungen,
    173–174
Sternumprellung, 137

T

Tapen, 21
Trichterbrust, 134–135

U

Ultraschall, 17
Unterarmfrakturen, 151
Unterschenkelfrakturen, 173
Unterwasserdrucks-
    trahlmassage, 14

V

Vaskulitis, 48
Verbände, 25

W

Wärmetherapie, 15
Weichteilverletzungen,
    152–153
Wurzelreizsyndrom, 114